# 元東大病院分院長が見たこの国の医療のかたち

大原 毅

Takeshi Oohara

人間と歴史社

# 元東大病院分院長が見た「この国の医療のかたち」

「まことに医者の正義は言う。生まれたるすべての者は一様に、公平に、平等に、生存の正しい権利を主張しうると。そしてただ医者だけが、復讐や階級意識からの戦意でなしに平等思想の正しい道義感を知っているのである」

（『虚妄の正義』、萩原朔太郎、講談社文芸文庫）

# はじめに

私が東京大学医学部を卒業したのが昭和三十七（一九六二）年、一年間のインターンを終えて医師免許を取ったのが昭和三十八年でした。医師になってかれこれ四十四年の歳月が経ちました。その間に医療事情は大きく変貌しました。その様はまるで修羅場を通り抜けた一巻の絵巻物のようでもあります。

いまなお、根幹にある「医療の精神」そのものはさほど変わったように思いませんが、医師になったころの大学病院は、研究が最優先され、診療、教育は二の次でした。「医師は患者より偉い」――という考え方が幅を利かせていた時代でもあり、医学用語がドイツ語から英語に変わりつつある頃でありました。医療界における判断基準もまた、程度の差こそあれ、「同一」であったように思います。それが、この四十年の間に医療界は大きく変貌しました。その主なものを挙げてみましょう。

・「インターン制度」の廃止（一九六八年）。
・患者を診る医療よりも経営実績を重視する医療へ。
・「国民皆保険制度」の限界。
・「臨床研修医必修制度」の導入（二〇〇四年）。
・国立大学の「独立法人化」（二〇〇四年）。
・使用語はドイツ語から「英語」へ。
・「患者の権利」の確立。

こうしてみると、機構的・制度的には非常に大きな変化でした。しかし、その効果が出てくるには少なくとも十年、いやひょっとしたら、四十〜五十年はかかるかも知れません。

一方、医師の意識も変わりました。経済性・効率性が優先されるようになったからです。その結果、ひたむきに「人のため」に尽くす「赤ひげ」のような医師も、「ナイチン・ゲール」のような看護師も、「野口英世」のような研究者も、もはや存在しえなくなってしまいました。

「人の命は地球よりも重い」――という人間性に満ちた言葉も、現代ではそのままの形では存在できなくなってしまったといっても過言ではありません。本来、医師は患者の利益のために最善を尽くすべきはずなのに、「効率性」を優先させているからです。「治療法」も変わりました。少子高齢化による人口構成の変化、とくに六十五歳以上の高齢者はやがて三人に一人という極端な「少子高齢社会」を迎えます。老人の増加に伴う疾病の変化、遺伝子を中心とする疾病の解釈、また生体侵襲を最小限にするという観点から、体の内から病気を治す「内科」が主体となり、体の外からメスを入れて治す「外科」が第二義的なものとなりつつあります。

私は東京大学医学部を卒業してからずっと大学に在籍し、外科教授として十二年、東大分院長として三年、その後三つの病院の院長を六年、計四十四年間、臨床と経営に携わってきました。その経験から今の医療の現状と問題点を挙げてみたいと思います。

（一）臨床、研究、教育は一つずつ切り離すような傾向にあること。
（二）国家が医療を誘導するようになったこと。まさに、「官が上、民が下」「文科系は強し、理科系は弱し」の傾向が強くなったこと。
（三）採算性や成果主義が最重要視されるようになったこと。

作家・司馬遼太郎の作品に『この国のかたち』という随筆集があります。この国の成り立ちについて研ぎ澄まされた知性と緻密な考察、明快な論理で解き明かした日本人論です。そのなかに、次のような一節があります。

「かたちについては、ギリシャの哲学者たちがむずかしい理屈を考えた。かたちを把握する上で、感性と知性によるやり方があるという。さらにそこから本質をひき出すというのだが、私どもは、日常茶飯、無数にそのことをやっているのである。『この国のかたち』の主人公は、国家としての、また地域としての、あるいは社会としての日本である」

（『この国のかたち』四、文芸春秋、一九九四）

今、日本の医療は大きな転換点に差しかかっています。国民の生命と健康を支える医療制度は、これまで世界最高の平均寿命や高い医療技術を実現してきましたが、急速な少子高齢化、低迷する経済状況、国民の意識の変化など医療を取り巻く環境は大きく変化しています。

しかし、医療を取り巻く環境がどんなに変化しても、その主人公は国民であり、患者であると思います。それを支える医師は、たとえどのような制度になったとしても、たくましく育っていかなければ、日本の医療の未来は暗澹たるものになるでしょう。

「この国の医療のかたち」はどうあるべきか、時代を超えて変わらぬものは何か、あるいは医療の本質に近いものを探りたいと思って、本書を書きました。日本の医療にとって、何らかの参考に資すれば、これほどうれしいことはありません。

著者

# 元東大病院分院長が見た「この国の医療のかたち」――目次

はじめに　3

第一章　変貌する医療

「人間味」ある医療とは　23
理想の医師像　23
もはや「赤ひげ」は存在しない？　26

この国の医療の実態　28
効率優先の医療　28
「踏み倒し政策」のツケ　30
医学は一流、医療は三流の不可解　32
現場を無視した情報偏重　33
現場に適応できない「専門バカ」　35
「汚い」が本音　36
クスリの複合汚染　38

## 第二章　日本の医療の構造


『白い巨塔』の真実味　41
人間の欲望と利権を活写　41
医科系大学の構成　43
「講座」＝「教室」＝「医局」　43
難航した東大大学院講座の再編成　45
医局が違えば隣りの国ほど違う不可思議さ　48
医局制度　50
医局の病院支配――「ジッツ」　50
『ジッツ』の実体　53
「臨床研修医必修化制度」の弊害　54
人事権を握る医局長　56
「医局解体論」は空論か　59
医局に戻らない「永久就職医」　60
「医師派遣機構」への期待　62

大学病院は信頼できるか？ 64
信頼できない大学病院とは 66
「教授選」の実態 67
誤診と医療訴訟 70
消えない疑問 72
大学病院の今昔 74
**開業医** 77
もっとも基本的な医療形態 77
名医の多い「町のお医者さん」 79

## 第三章 ゆらぐ現代の医療

**医師の「裁量権」** 83
医師の「裁量権」はどこまで及ぶか 83
「死の宣告」も医師の裁量権 86
**「療養担当規則」と医師の主体性** 87
「療養担当規則」とは 87

「医療保険」と「診療報酬」 90
「診療報酬審査委員会」の機能と問題点 91
医療のビジネス化 93
**誤診の構造** 94
「誤診率一四・二%」の驚き 94
診断のむずかしさ 96
ミスを繰り返す「リピーター医師」 98

## 第四章 「医療訴訟」はなぜ起こるか

**医療訴訟の実態** 101
「医療訴訟」急増の背景 101
「侵襲行為」の是非 103
医療訴訟の原因 105
「誤診」の要因 107
生命が対象 109
**医療訴訟をどう回避するか** 111

医療者にできること 111
もしトラブルが起こってしまったら 114
病院側の対応 115
医療事故の実例 116
職務分担を明確に 119
院長の対応 120

**医療と法律** 123

「医は情」「法は守」 123
法律に正義はない 125
「情報公開」と「個人情報保護」の矛盾 126

**訴訟の現場から** 128

「MRSA」訴訟第一号 128
「内視鏡的切除術」で刑事訴訟 133

**医療訴訟対応マニュアル** 134

医療事故が起こったら 134
医療訴訟において重要なこと 135

「プレリスクマニュアル」 137

第五章 医療保険制度と高度先進医療

医療保険制度 141
制度の破綻 141
保険外併用療養費制度 144
第二の道——「自由診療」 148
第三の道——「混合診療」 150

高度先進医療 153
「最新技術」の承認 153

第六章 救急医療の実態

「たらい回し」はなぜ起こるのか 157
夜間勤務医の絶対的不足 157
医療事故、医療訴訟が怖い 160

深刻な小児科医と産婦人科医の不足　162
救急医療の解決策　164
「三次救急センター」の設置　164

第七章　病院経営の実態

危機的な病院経営　167
病院経営の問題点　167
企業的手法と医療の精神の齟齬　169
「医療は儲かる」時代は終わった　170
「病院経営」のカラクリ　172
「病院」の存在価値　174
私の病院経営論　176
累積赤字五〇～七〇億円　176
中身が分からない貸借対照表と収支計算書　178
徹底した収支対策　181
「透明性」がカギ　183

シビアな「経理」が必要　185
「費用対効果」の医療　187
これからの病院経営指針　189
**病院長の役割**　191
「医師の確保」　191
必ず「面接」する　193
「診療科の増設」　195
「苦情」や「いやがらせ」への対応　196
**病院の評価**　198
「受付」で決まる　198
インフォメーション係の配置　200
**医療サービスとは**　202
医療は「サービス業」か　202
「少ない人数で、手厚いサービス」は可能か　205
**病院経営のジレンマ**　207

本当に必要な「検査」なのか　207
新人のほうが稼ぐ制度　209
通達に振り回される「当直制度」　210
「出来高制」のジレンマ　212

## 第八章　医学教育と看護教育

**医学教育**　215
インターン制度の失敗　215
「手取り足取り教え込む」方式に転換　218
学生教育の実際　220
基本をしっかり教える　222
「臨床研修医制度」の必修化　224
**看護教育**　227
もっとも患者に近い存在　227
「よい看護師」とは　229
看護教育　231

「10：1」か「7：1」か、それとも「13：1」か　233
深刻な看護師不足　235
コ・メディカル　237
良質な診療を支える　237


## 第九章　「よい医療」の実現のために

「よい医師」の条件　245
親切な態度、的確な治療、丁寧な話し方　245
一般医（家庭医、勤務医）の条件　249
「よい医師」の判断基準　250
専門医の条件　250
専門外来の重要性　253
症例数が目安　256
医師の信頼度　257
「信頼できる医師」　257
「用心すべき医師」　259

**「よい病院」の判断基準** 261

「よい病院」とは 261

地元の評判が目安 262

**医療情報** 263

「病院ランキング」は信用できるか 263

「医療機能評価機構」による認定制度 265

「病院ランキング」「医師ランキング」にこだわるな 267

「インターネット」の医療情報は信頼できるか 268

**入院** 270

深刻な「ベッド不足」 270

「平均在院日数」 271

「差額ベッド」 272

「差額ベッド」の発明 273

**自己決定権** 274

結果を受け容れる 274

**セカンドオピニオン** 276
データは多いほどいい 276
**ガン医療最前線** 278
「ガン生存率」の信頼度 278
「ガン生存率」の落とし穴 280
「乳ガン」治療に革命 282
苦痛を和らげる「緩和ケア」 283
「ガン疼痛治療法」の五原則 286
おわりに 289

# 第一章　変貌する医療

## 「人間味」ある医療とは

### 理想の医師像

山本周五郎の小説に『赤ひげ診療譚』（新潮社）という作品があります。映画にもなりました。三船敏郎が演ずる「小石川養生所」の医師・新出去定は、赤いひげをはやした庶民の味方で「赤ひげ先生」と呼ばれ、医療技術に優れ、剣術の腕もたち、金のない人からは金を取らないという、医療を具現する理想の医師として描かれています。
だれから見ても、実に格好の良い存在です。長崎帰りの新任医師・保本登（加山雄三）が反発しつつも、最後には感化されてしまうように、医師なら一度は医師としての理想像として憧れる存在です。いや、もしかしたら永久的、最終的な憧れかも知れません。

舞台となった「小石川養生所」は、かつて「小石川薬草園」（いまの東京大学理学部附属「小石川植物園」）のなかにあった「施療所」のことです。

享保七（一七二二）年、八代将軍・徳川吉宗によって、この薬草園内に設置されたのが始まりと言われ、その開設には江戸の町医者・小川の「目安箱」への投書があったことは有名な話です。

目安箱は、民衆が直接将軍に宛てて要望や不満を書いて投じた箱のことで、当時、貧しい人々は薬も買えず、娘が身売りをして薬代に代えていたことから、小川は「貧しい者が病気を治すための養生所をつくってほしい」という訴状を評定所の門前に置かれた目安箱に投じ、それがきっかけで同年十二月に施療院「小石川養生所」が開設されたのです。

江戸町奉行・大岡の配下に、下級武士二名を配し、多くの医師が診療に当たりました。

開設当初は患者四〇人程度の収容だったそうですが、最盛期には一五〇人を越えたとも言われます。いわば、日本で初めての公的な「病院」ということもできます。

そうしたなかにあって、「小石川養生所」は、貧民の救療施設として江戸末期まで運営されました。いまでも小石川植物園内には、当時の井戸が残されています。

ところで、「小石川養生所」のことを「東大分院」と思っている人が少なくありません。「東大分院」は、正式には「東京大学医学部附属病院分院」のことを言います。百年ほど前に、医師の「試験場」だった「永楽病院」を東京大学が買収し、「東京帝国大学医科大学附属医院小石川分院」としたのが始まりです。両者の関係は同じ小石川に存在したことだけでしょう。しかし、東大分院にも小石川養生所と同じ雰囲気が残っていて、とてもよい病院でした。私はこの病院に三十三年間勤務しました。

東大分院は実にヒューマニズムに富んだ、人間味ある病院でした。と同時に不思議な「魔力」ももっていました。一度、ここに就職した人は、ずーっとこの病院のファンになり、なかなか去ろうとしないのです。「東大分院」出身といえば、その人の人と成りがすぐ分かると言われるほど、誠実で温かく、そして患者さんにはとても親切な人たちの集団でした。

もともと「小石川」（雑司ケ谷）の「施療院」からスタートした病院ですから、開設当初は貧しい人たちのための施療を行なっていました。それだけに人間的な部分が医師、看護師をはじめ、医療者すべてに脈々として受け継がれて、平成十三（二〇〇一）年に閉院になるまで、すべての科にその精神が受け継がれていました。

「日本一、患者に親切な病院となる」――。それが、病院長（分院長）の時に立てたスローガンでした。今でも私はこの方針を貫いていますが、当時の分院の科長会のメンバーたちの間では今も語り継がれている言葉です。この言葉は私が作ったというより、東大分院の伝統のようなものでした。

この病院の経営は国立の病院でしたから、まだ比較的余裕があり、毎日毎日の経営をさほど考えずに済みました。今にして思えば、このような病院が存在しえたこと自体、奇跡的なことだったと思います。しかし、医療の効率性、収益性、能率性――いわゆる「構造改革」の波に飲み込まれて、廃院になったことは残念なことです。

## もはや「赤ひげ」は存在しない？

「いまの医療では赤ひげ医師は存在しえず、ましてや赤ひげ病院も存在しえない」――。残念ながら、これが私の結論です。

今でも世間には、「医師は赤ひげであるべきだ」という期待があります。しかし、それはもはや許されないのです。残念なことに、現代の医療がそのような存在を許さない。存在し得てもほんの短期間だけであって、夜逃げをするか、倒産するしかない――。それが現実なのです。

「私は在野の赤ひげになります！」

そう高らかに宣言して開業した医師がいました。その崇高な志と誠心に、私は心から拍手を送りました。しかし数年経って再会してみると、彼は「赤ひげ」とはほど遠い「ベンツ医師」（ベンツを乗りまわす医師）になっていました。

何が彼をそうさせたのか――。その理由は、この本を読み進んでいくとお分かりになると思いますが、現在では本当の意味で「赤ひげ」と呼べる人はもはやおりません。いや、存在し得ないといったほうが正確かも知れません。もし、恥ずかし気もなく「赤ひげ」を名乗る医師がいたとしたら、それは金儲け目当てのヤブ医者か似非医者といっても言い過ぎではないでしょう。

# この国の医療の実態

## 効率優先の医療

これまで、日本の医療は「三極化」された医療でした。それは、
（一）ベッドを持たない開業医（かかりつけ医、ファミリードクター、家庭医）および一九床までの有床の診療所。
（二）一般病院と国公立病院。
（三）大学医学部附属病院。
という形態です。つまり、（一）ではいわゆる「ありふれた病気」（コモンディジーズ）を扱う「プライマリ・ケア」が主体であり、（二）（三）でやや困難な病気や大きな手術などを扱い、（三）では主としてより困難な病気を取り扱い、それに加えて教育と研究とを担うというシステムに分化されていました。

一般病院と国公立病院との差は何かというと、要するに経営上、その病院の経費として国庫および公庫から「補助金」が出るか出ないかの違いです。明治以来、医療は大切

に扱われ、国公が補助すべきものと考えられていたからです。

しかし、ここにきて、国の財政が破産に瀕してきました。要するにお金がないのです。ですから、「補助金」はできるだけカットする。国公立病院といえども、補助金は出さないシステムにして、自活を求めたのが現在の「医療改革」です。

これによって、国公立病院は自前でお金を調達することになりますから、一般病院と分ける意味がなくなってしまいます。すなわちシステム面では、一般病院と国公立病院と大学医学部附属病院との間に差がなくなってしまったわけです。

しかし一方で、当然のことながら、金を産まない医療、効率のよくない医療は切り捨てられる危険性があります。例えば、システム面では「医学教育」の問題があります。これについては次節で述べますが、医療の「効率化」の面ではご存じのように、「小児医療」「産科医療」がとくに問題になっています。また結核医療でも、患者が発生した場合、診察・治療する場所も専門家も少ないことから、現在、大きな社会問題となっています。

## 「踏み倒し政策」のツケ

では、現実はどうなっているのか――。

この問題を考えるとき、つねに「お金」の問題がつきまとうことを知っておいてください。

例えば、一般の病床と療養型病床とリハビリテーション病床とに分けたのも、「お金」のためです。また、健康保険と介護保険とに分けたのもこのためです。初めのうちは、新しくできた制度を応援して、そちらへ目が向くように政策誘導しながら、施設が増えてくると徐々に絞っていく。そしていずれ淘汰する――。それがいまの医療政策の根底にある考え方です。

「薬剤」に関してもそうです。院内薬局から院外薬局へ誘導しておきながら、あとは「適性配置」という錦の御旗を押し立てて、今度は薬局の淘汰にかかる。「老人病院」をたくさん造らせておいてから、それを削る。また一般入院病床を減らして、慢性期リハビリテーション病院を造らせておいてから、今度はリハビリテーション病院に規制を加えて減らすようにし、本丸の一般病床の削減を果たす――。

こうした一連のやり方は、日本政府本来の隠れた寝技的な施策といっていいでしょう。

もっといえば、厚生労働省は日本全体で一万二〇〇〇ある病院を最終的には五〇〇〇～六〇〇〇の病院数にしたいのです。急性期の病床数としては二〇〇万床を六〇万床に減らしたい――。これが本音です。

これはまさに戦時中、多額の国債を発行して多くの金を集めながら、この債務を支払わず踏み倒した「踏み倒し政策」といっていいでしょう。「八郎潟干拓」に農民を入植させておきながら棚上げにする政策とよく似ています。これはいずれも日本政府の伝統的なやり方である「踏み倒し政策」であり、後は「野となれ山となれ」のやり方です。こうした政策が現代においても厳然と存在していることを忘れてはなりません。

ここで誤解がないように申し添えますが、医療が必要だから病院があり、医療者がいるのであって、医療者を減らしたからといって病者が減るわけではなく、病気が減るわけではないということです。もちろん、将来的には健康・福祉に重点を置いた、なるべく病気にならない予防施策が各個人に求められることは大切なことであり、その方向性は正しいと思います。

## 医学は一流、医療は三流の不可解

よく、日本は「医学は一流、医療は三流」と言われます。「医学」というのは医に関する学問、素養、素質、背景となる知識——つまり「知」の部分であり、「医療」はその知識の「実行」「応用」という実際的な部分を指します。そのことから言えば、「知っていること」と「行なうこと」との間にはおのずから大きな差異があります。つまり、「知っていなければできない」ことと「知っていてもやらない」こととは、ほぼ同義語だと言えるのです。

ではなぜ「医学は一流、医療は三流」なのか——。

それは日本の医学教育が知識偏重であったからにほかなりません。ほんの少し前まで、医学部の授業は「講義」が主で、「実習」は従でした。例えば、採血、注射、包帯法、患者への接し方、薬の投与法、処方箋の書き方、救急患者の扱い方……こうした実際的なことは大学では教えません。各自、必要な時に自分で自ら身につけるものであるとされていたからです。その結果、医学部を卒業しても即戦力にならないという現実を露呈してしまいました。その日の、その時間の、その場所に必要な医師は養成されてこなかったのです。

「知識」はあってもそれを「実践」に生かすことはたいへん難しいことです。例えば、ゴルフの指南書をいくら読んでもゴルフがうまくならないのと同じです。それこそ、実地の伴わない原理はあたかも片翼の鳥のようなもので、飛ぶことはできないのです。そういう面の実践的教育が日本では不足していました。

## 現場を無視した情報偏重

もう一つ、「医療」は現場主義でないと出来ないということです。これまで内科系を中心に、現場にいなくても情報や知識のみで何でもやっていけるという考え方がありました。これは患者を診ずに診断し、治療することと同じです。情報や知識のみで治療すると、ありとあらゆるところで間違いが起こってきます。

例えば、患者さんの名前、性別、年齢、病態、経過など、顔も見ないで判断すれば、その結果は明白です。マスコミでも取り上げられる、単純ミスによる「取り違え事件」などはその典型といっていいでしょう。「現場」を無視した「情報偏重」が、こうした事故の背景にあるのです。

こんなことがありました。東大病院のなかで、距離的にかなり離れたところの二つの内科を併任することになったX教授がいました。二ケ所の併任ですから、当然、両方の場所に同時にいることはできません。一方で、問題が起こってもなかなか連絡が取れないのです。そんな無責任体制が長く続きました。その批判に、X教授は次のように主張しました。

「私は文明の利器である携帯電話を持っている。何かがあればすぐに連絡はつくし、指示はできる。何が無責任か！　何が悪いか！」

「携帯電話」という、最新の情報機器（武器）を使えば「何でも解決できる」という思い違いが、彼をそうさせたのでしょう。携帯電話一つで診療ができるとしたら、これはもはや医療ではありません。それを医療というのなら、私は絶対に認めることはできません。

「事故が起こらなければよいが……」

私をはじめ、皆そんな懸念をもっていました。案の定、医療事故が起こりました。大口をたたいていた肝心のX教授は逃げ回って、ついに顔を出しませんでした。診療に当たった部下の医師はどんなに困惑したことか……。

我々は一致して、この併任を止めるよう教授会に提案し、その結果、併任中止が決定しました。また、「患者を診ずして病気を診る」どころか、「患者も診ずして病気も診ない」――そんな教授もおりました。つまり、「その病気については十分、知っているから、患者を診なくても大丈夫だ」という思い上がりが、その根底にあったのだろうと思います。そのようなことが平気でまかり通るような「知」優先、「学問」優先の時代でした。

## 現場に適応できない「専門バカ」

しかし、専門家指向が強すぎると次のようなことが起こります。断っておきますが、これは漫才ではありません。

心音図の専門家であるＡ医師に看護師が、

「先生、心臓のあたりを苦しがっている患者さんがきました」

「すぐ心電図を取りなさい」

「それからどうしますか」

「『心電図』の専門家を呼んで診察してもらいなさい」

「心電図」とは、心臓の機能を「電気信号」に変えて診断するもっともポピュラーな検査方法です。「心音図」というのは、心臓の機能を「音信号」に変えて診断する、やや特殊な検査方法です。

もちろん両方ともメリット、デメリットがあります。この二つを相互補完的に使えば、より威力を発揮します。しかしこの場合、心電図も心音図も心臓の病気の診断や治療には大切な検査ですが、息切れが激しく、痛みで苦しんでいる患者の治療には即効性はないのです。現場に適応できない「専門バカ」とは、こういう人のことを指すのかも知れません。

## 「汚い」が本音

また、こんな話もあります。

「先生、患者さんのお尻（肛門）から大量の出血があります。すぐ診てください」

「ああそう、早く外科の先生に診てもらいなさい」

この先生は内科の医師です。読者の皆さんは「内科の先生だから専門外のことは分からないのだ」とお思いになるでしょう。確かに内科の医師でお尻を診る（肛門視診、肛門触診）ことのできる医師は極めて少ないことは事実です。しかし、本当の理由は別にあります。それは「汚い」からです。外科の医師でも、その半数以上は「お尻」を診ることはありません。理由は「面倒くさい」のと「汚い」からです。

「便掘り」という言葉があります。私たちの世界でしか通用しない隠語ですが、「便掘り」とは、排便困難な患者の肛門に指を差し込んで、排便させる治療手段の一つです。特にお年寄りや脳血管障害、四肢麻痺、術後や長期臥床の人は腸管の動きが悪く、運動性が衰えているために、これといった原因がなくとも（これを「機能的」といい、逆に病気がある場合は「器質的」という）、便が出ずに大腸に充満し、お腹が膨満して非常に苦しがる場合があります。挙げ句の果ては、吐いたり、腹痛や腹部膨満で大変苦しみます。「便掘り」は、こうした患者に施す治療法の一つです。

その場合、どう「診断」し「治療」するか——。

まず、腹部の視診、触診、聴診を行ないます。そして必要があれば、腹部レントゲン撮影、採血（血算、生化学検査）を行ない、診断がなされます。大切なのは「治療法」です。病気のあるつまり、器質的な原因がある場合は別として、治療としては下剤、浣腸、腹部温シップ、水分の補給（補液）などがありますが、本当の原因は「便づまり」——すなわち便が詰まっていることが圧倒的に多いのです。肛門に指を差し込んで触診してみると、直腸に硬い便の塊があって、それが蓋になって肛門を塞いでいる。それが十日も二十日も放置されていることがあり、ひどい場合では、二ケ月も放置されているケースさえあります。

肛門を触診すればすぐに診断でき、これを除去すればすぐに治るにもかかわらず、実際には診もせずに患者を苦しませている。ひどい話ですが、このようなことは日常茶飯事です。

## クスリの複合汚染

一昔前の医師は薬を出さないことを誇りとしていました。しかし、いまは効率と経済性を重んずるために、医師は両手に抱えきれないほどの薬を出します。なぜなら、薬を減らすと収入が減るからです。薬をたくさん出すのは収入が増えるからです。そうなると薬の量は増える一方となります。

もちろん疾患も複雑化していますから、この障害にはこの薬を、この症状にはこの薬を、というように何種類かの薬を出すことになります。また、効果がある薬には副作用もありますから、それを予防する薬も出すことになります。こうして、少なくとも三種類の薬が必要となるのです。

作家の水上勉氏が生前、心臓病で入院したとき、飲む薬が多すぎて「いつ死ぬかも分からない」という恐怖感に駆られて、毎晩不眠に悩まされていたといいます。あるとき水上氏は、「そうだ、薬を全部止めればいいのだ」と考えるに至って、それからたいへん健康になったという話が、何かの本に載っていました。勧められる話ではありませんが、考えさせられる話ではあります。

# 第二章　日本の医療の構造

## 『白い巨塔』の真実味

### 人間の欲望と利権を活写

平成十五（二〇〇三）年、フジテレビ系で「フジテレビ開局四十五周年記念ドラマ」として放映した『白い巨塔』は山崎豊子の大ベストセラー小説を原作としたもので、大学病院を舞台に、欲望と利害が渦巻く医療界の内幕を赤裸々に描いた内容は、多くの視聴者に大きな衝撃を与えました。

　これは昭和五十三（一九七八）年、同じフジテレビ系で放送されたドラマシリーズのリメイク版で、二十五年前に放送された際も視聴者から圧倒的な支持を得て、最終回の視聴率が三〇％を超える超話題作となりました。

　この小説は『サンデー毎日』に連載されたもので、当時、まったく知られていなかった医療界の実態が生々しく描き出されていました。また、内容があまりにも真実に迫っていることから「暴露本ではないか」「陰に誰か作者がいるのではないか」とも囁かれ、それも極めて大物の外科系教授がいるに違いない——そんなウワサも流れたほど、内容が衝撃的なものでした。

　この作品は、教授を頂点としたピラミッドの医局制度、権威の化身である教授会、駆け引きとお金が絡んだ教授選、隠蔽される医療ミス、医療訴訟、問われる医療倫理、医師と患者のヒューマニズム、そして死……。生きることと死ぬことを描いた人間ドラマと登場人物たちが織り成す人間の業（ごう）の物語が多くの視聴者の共感を呼んだのでしょう。

　この小説が連載され、映画化された頃、私はまだ一介の医局員で、もう四十歳になっていましたがヒラの万年助手でした。この『白い巨塔』をテレビで見たとき、大学病院の医局に籍を置いたものとして、テレビほどドラマチックではありませんが、明治以来続いてきた「医局制度」のある一面の真実を映し出していると思いました。

## 医科系大学の構成

### 「講座」＝「教室」＝「医局」

医科系大学を構成している「講座」「教室」「医局」——この三つは今も切っても切れない関係にあります。試みに、ここに一つの医学系大学を作るプロジェクトを考えてみましょう。

まず、何が必要か——。

医学系大学を構成している「講座」を大きく分けると、「基礎系」「臨床系」「社会医学系」「看護系」となります。これだけでは茫漠として内容が分かりにくいと思います。そこで次に「臨床系」を大きく分けます。その結果、「内科系」「外科系」「その他」に分かれます。

それを「細分化」すると、「内科系」なら「循環器内科」「消化器内科」「呼吸器内科」「アレルギー内科」「神経内科」「内分泌内科」「免疫内科」「膠原病内科」「腎臓内科」「心臓内科」「血液内科」などに分けられます。さらには疾患名の付いた「糖尿病内科」「リウマチ内科」「高血圧内科」といったように細分化されます。

これらをとりあえず「専門科」と呼ぶことにします。これが一つの「講座」であり、「教室」になります。つまり、「循環器内科」であれば「循環器内科学講座」「循環器内科学教室」となります。

「講座」と「教室」とは厳密には少し異なるところもあるのですが、ここでは同一のものとしておきます。これを束ねる長が「教授」です。昔は主宰する教授の苗字を取って、「沖中内科」とか「上田内科」「清水外科」「木本外科」などと呼ばれていました。

次は、トップの教授の下の「人員構成」です。普通は教授の下に一名の助教授と二名の講師が配置され、さらにその下に教室の規模に従って一名から一〇名程度の助手がいて、実際の診療に当たります。そして、その下に大学院学生、学生がいます。そういう配置になります。この「助手」たちの集団を一括して「医局」と呼び、その長が「医局長」と呼ばれます。

「講座＝教室」というのは外部向けの公式な名称で、「医局」というのは内部向けの呼称と考えれば分かりやすいと思います。大まかに言えば、この三つは構成員も考え方も同じものであり、ひっくるめて「教室」と言っています。

## 難航した東大大学院講座の再編成

教授を頂点にしたこの「医局制度」の構造は、『白い巨塔』でも描かれているように、さまざまな弊害が指摘されてきました。東京大学大学院講座制を作る際にも、大変な紆余曲折がありました。

外科学の旧三講座——つまり、「外科学第一」「外科学第二」「外科学第三」という三講座を再編成した時のことです。百年以上もの歴史と伝統のあるそれぞれの教室は、それなりに立派な業績を持っています。

東京大学が大学院重点化による大学院大学になることに対応して、医学部の機構も大幅に変更されることになったのですが、当時の文部省（国）は、ナンバーの付いた講座は廃止するという基本方針でしたので、外科学の三講座も合体して新しくスタートしなければならないという事態となりました。

この機構改革の協議は二代目の私にも引き継がれました。一代目のときに問題になったのは、まず外科学の講座をいくつ作るのか、また講座名をどうするのか、その講座の構成をどうするのかでした。

「現在のところは三つあるのだから基本的には三つは認められるだろう」

「これには旧三講座がそれぞれ対応すればよいだろう」

さらには、

「次代の外科学の発展のためには新しい分野に対応した三講座を作ろう」

との合意がなされ、とりあえず旧三講座は二つずつ分担することになりました。

次は講座名についてです。

「一般消化器外科第一」「一般消化器外科第二」「一般消化器外科第三」という案も出たのですが、「それでは旧来の外科学第一・第二・第三の講座と同じではないか」ということになりました。

つまるところ、この三つの外科は、一般消化器外科をその内容としているので、名前を付けて分けるとすれば、臓器の名前を冠するか、それとも内容を冠するか——この二者択一の選択肢しかなかったのです。もちろん、それでは講座の幅がやや小さすぎるとの考え方もあったのですが、結局はその命名法で行くことになりました。

しかし、具体的な「講座名」となると予想通り、難航しました。そう簡単には決まりません。それで結局は、各講座の特徴といえる講座名、別の言い方をすれば、血管や移植など「副」の名前から決めることにしました。第一外科は「血管外科」、第二外科は「移植外科」、第三外科は「乳腺内分泌代謝外科」と各講座の特徴を表した名前が問題なく決まりました。

あとは「正」の講座名です。「教室」を代表する名前でもあり、また各講座の診療内容がオーバーラップしていることもあって、なかなか議論がまとまりません。最初に第二外科が「肝胆膵外科」に決まったのですが、これは誰もが納得しやすかったからです。しかし、その次がなかなかまとまりません。そこで暫定的に、「しばらくは第一外科を下部消化管外科（大腸、肛門）、第三外科を上部消化管外科（食道、胃）でいいだろう」ということになったのですが、最終的には第一外科を「腫瘍外科」、第三外科を「消化管外科」とし、病院の診療面では第一外科を「下部消化管」に、第三外科を「上部消化管」としました。

今、振り返ってみると、その議論の中に各教室の歴史や主張などがたくさん詰まっていたように思います。東京大学外科学教室として内外に主導力を発揮する、また一般の人にとっては「診療内容が分かりやすい」――そのコンセプトは貫いたと私は思っています。

ただ予想外だったのは、講座の正式名称が非常に長くなってしまったことです。これはすべて文部科学省の指導によるものですが、かえって分かりにくくなってしまいました。私がかつて主催していた教室の正式名称「東京大学医学部外科学第三講座」が、この改変によって「東京大学大学院医学系研究科臓器病態部門　消化管外科学・代謝栄養内分泌外科学講座」となってしまいました。

## 医局が違えば隣りの国ほど違う不可思議さ

一つの講座、教室、医局は新しいところで十年、古いところになると百年以上の伝統があります。講座の教授は定年になれば交代します。しかも、その講座で得意にしていた分野の人が必ずしも後任教授に選ばれるわけではありません。また、同じ大学の人が選ばれるとも限りません。あくまでも実力次第です。ですから、教授が代わると教室の雰囲気もガラリと変わることがあります。教授の持ち味、性格によって教室の雰囲気が変わってきます。

例えば、それまで「肝胆膵」の疾患を専門にしていた教授が、消化管を専門とする教授に代わったり、はなはだしい場合には、消化器から循環器の専門に代わったりすることもあるのです。

しかし、後者の場合は非常に少なく、一応はその科の専門を保とうとしますが、周囲の状況によってはどのようにでも変化します。ただし、教授以外の教室員がすべて代わるわけではなく、むしろ今までの雰囲気を保った上に、教授だけが下りてくるというスタイルになります。これが良くも悪くも「伝統」というものなのでしょう。

とはいえ、その教室は主宰する教授のやり方によっていくらでも変わって行き、教室員もその色に染まるようになります。「○○○教授流、○○○教室流」と言われるように、やはり色が出てくるのです。例えば、診療の仕方も違えば、外科で言うならメスの持ち方、切り方、糸結びの仕方にいたるまで違います。さらに言えば、性格にまで影響を及ぼすこともあります。すべての所作、考え方が異なるので、同じ外科といっても教室によってすべてが違い、教室が違えば隣りの国ほど違うことにもなります。これが日本の医療の欠点でもあり、長所でもあるのです。

往時はこれに加え、主宰教授に博士論文の「審査権」がついていました。教授に睨まれると、教室員は博士論文を書いても審査委員会に出せないのです。極論すれば、教授に生殺与奪権を握られていました。中には一人も博士を出さなかった教授もいれば、反対に粗製濫造をした教授もいました。しかしこの審査制度も大きく変わり、現在では大学院自体が博士論文を公平に審査するようになり、担当教官は論文の提出権はもっているものの、審査権はもっていません。

このようなことから医局は悪の温床であると目され、「医局解体論」の標的となったことも理解されるでしょう。しかし権力の集中を除けば、医局は自分の「ふるさと」「帰るところ」と考えている医師のほうがよほど多く、単なる悪とかノスタルジアだけでは割り切れない感情が存在するのも、また事実なのです。

# 医局制度

## 医局の病院支配――「ジッツ」

「医局の病院支配」（ジッツ）についても触れておかねばなりません。昔はどの病院でも、医師を集めるのに四苦八苦していました。そのため、安定した医師の供給を得る目的で、ひとつの医局とある意味では「永代賃貸契約」を結んでいたわけです。

大学側は病院側に対し、必ず医師を供給する代わりに契約金ともいうべき「上納金」

を集めていた時期もあります。また、その病院には他の大学を卒業した医師は入らないという不文律があったのです。これが「ジッツ」（「Sitz」＝座席、所在地というドイツ語）と言われる大学医局の実態でした。

大学の責任者はたいがいにおいて、その医局の医局長で、病院側は院長というのが決まりでした。これからも分かるように、病院側がかなり低く見られていたのは、人材の供給を断たれると病院が成り立って行かないからです。

したがって、医局長というのは重大な役目で、その医局の人事、財政などすべてを握っており、それをうまく運用できないようでは名医局長とは言われなかったのです。このような病院は別名「支配病院」という呼び方すらされていました。その結果、そこには金銭の授受という問題が起こることになり、個人的に教授を始めとするスタッフ側にも、当然金銭が渡っていたと思われます。いわゆる「名義貸し」の問題も、ここに端を発しているのです。

また、製薬会社も自分の会社の薬を売りたいがために始終医局に出入りし、医局員の下働きやコピー業務、外での食事など、いろいろな利益供与をしていました。特に儲けの幅の大きい抗生剤は各社のもっとも狙うところでしたから、それらに関する商戦は一段と激しいものでした。

一例を挙げれば、少し前まで製薬会社は、まず医局に出入りするだけで「通行税」と称する一種の「上納金」のようなものを年間いくらか払わなければなりませんでした。大学であれば教授室、病院であれば各部長室。昼休みや午後四時を過ぎると彼らの部屋の前には、メーカーの「ＭＲ」（医薬情報担当者）が列をなして面会の順番を待っていたものです。もっとも、これは各省庁や政治家の面会待ちの順番と同じと言えば、そう言えなくもありません。

私も医局長を五年、教授のイスを十二年温めてきた関係上、多くの医局員を病院に送ってきました。医局長のとき、ある病院長に何回かお目にかかったことがあります。結局、その交渉は決裂したのですが、そのとき病院長から、

「こういうお付き合いを超えた長いお付き合いをしたい」

と言われたことがありました。

「残念ながらそれはできません。私はあなたと反対の立場ですから……」

と言ってお断わりしたことがありました。私はまだ三十歳代前半の一介の医局長、相手は六十歳近い病院長です。今思えば、自分の子どもほどの年齢の私に頭を下げていた、その病院長の胸の内は如何ばかりかと思うと、若輩の私を評価したその懐の深さを感じます。あれは確か東京医科歯科大学出身の院長であったと記憶しています。

## 『ジッツ』の実体

私は大学を定年で退官すると、今度は医師を派遣される側の病院長になりました。神奈川県にある横須賀共済病院です。以前よりかなり状況は変化していますが、まったく変わっていないところもありました。派遣される病院側の意見がかなり通るようになっていましたが、まだ派遣する側の医局の意向が強く、私も往生することが多々ありました。

横須賀共済病院では、前院長の時に胸部外科を創設するに当たって、A大学の医局とB大学の医局の双方がその争奪戦を演じた結果、A大学のいわゆる「ジッツ」に決定したのです。驚いたことに、当時、B大学の主任教授から、

「あなたのところには私のところから派遣された『ジッツ』の貸しがある。それを忘れてもらっては困る」

と電話で強く言われたのです。これにはまったく閉口しました。

私は、「当病院のことは当病院で何とかします。どうぞお構いなく」と返事をしましたが、昔であれば即日、派遣医局員は「総引き上げ」という事態になっていたことは間違いありません。

このようにして、病院でも「ジッツ」が形成され、学閥が形成されているのです。各病院が自主性を持って行動できることがもっとも望ましいことに違いありませんが、これをやろうとすると非常に強い抵抗に遭遇します。

この傾向は中央よりも地方に強く、一県一大学のようなところではどうしても大学の権力が強く、売り手市場となります。頂点に立つ教授には教育、研究、診療から地域病院への医師派遣まで、ありとあらゆる権限が集中し、それが地域病院との不透明な関係や医療ミスの隠ぺい体質などの温床となっている。それが実体です。

こうした弊害を断ち切るためには、それぞれの病院が自立して自分の方針を貫き、苦しくとも自分で医師を採用していくようにするしかありません。それに加えて、強いリーダーシップが図れるカリスマ的病院長の存在も必要です。

## 「臨床研修医必修化制度」の弊害

大学紛争後、大学に飽き足らなくなった青年医師の多くは全国各地に散って行き、それぞれ病院長となりました。そして各自の方針を打ち出し始めたため、医局の病院支配の傾向はやや薄れたように思えました。

ところが、二〇〇四年から始まった「臨床研修医必修化制度」（診療に従事しようとする医師は二年以上の臨床研修を受けなければならない）に取り込まれてしまい、二十歳代後半の医師が大幅に不足する事態に陥ったのです。このため病院で実働すべき医師不足がはなはだしくなり、以前にもまして医局に頼ることとなってしまいました。なかには人材をすべて大学に任せ、人事権さえも渡してしまう「丸投げ病院」も出現し、憂慮すべき事態が起こりました。

もっとも、「臨床研修医必修化制度」を否定するつもりはありません。この制度では、医局制度の弊害を取り除き、人事の流動化や医療の質の確保、医師の都市偏在化解消を図ろうとしているのですから、この企図に異論を挟むものではありません。

しかし、研修医に対する国庫補助が明示されないまま研修プログラムだけが先行しているのが現状です。国は月額三〇万円確保したいとしていますが、その保証はどこにもありません。むしろ、国の財政難から縮小の声すら聞こえてきます。これでは大学・病院側とも赤字の原因となる研修医を受け入れるはずもありません。結果、医師不足に陥るのは当然のことです。

また、この制度では「医療の質」が向上するとはとても思えません。というのは、現在、大学を含めて教育する立場の医師のほとんどは各分野の専門家であり、「プライマリ・ケア」（初期疾患に対応した治療）の教育経験が乏しく、立派な研修プログラムを作成しても効果が望めないからです。当然ながら医療の質の向上にはつながりません。

そもそも大学の存在意義は、研究と高度先進医療にあり、プライマリ・ケアを受け持つ一般病院とは性格が異なります。これは大学のみの責任ではなく、本来、一般病院でも十分可能な臨床教育を怠ってきた医療界全体の責任です。その点、地方やへき地の医師を確保するために建学された「自治医科大学」の功績はきわめて大きい。このことは是非記しておきたいと思います。

## 人事権を握る医局長

日本の医学を支えてきたのは、多少の例外はあるものの、大局的に見ればやはり大学であると言えます。というのは、どの医師も大学医学部を卒業しなければ、医師になれないからです。その帰結として、卒業後もその大学にかかわりをもたざるを得ません。良くも悪くも、医学を教えてくれたのは大学の教授を始めとする先輩たちであり、少なくとも卒業後数年間は、一年違っても大先輩です。よほどのことがない限り、同じ分野では反抗することは不可能なのです。

医学部を卒業すると、まず自分の意志で専門としたい科を決め、その専門に向かってその後の医師人生を送ることになります。この場合、普通のコースは自分の出身大学の中の診療科目の一つ（例えば内科とか外科とか耳鼻科とか）を選び、さらにその中でも細分化されている専門科目（内科で言えば、消化器内科、循環器内科、呼吸器内科など）を選ぶことになります。

この診療科目、専門科目の長が教授であり、その団体を構成しているのが医局です。病院を始めとする勤務医は、例外を除けばこのようなシステムを経て、成熟した医師に育っていきます。そのため、先輩後輩の関係や出身医局の輪を完全に断ち切ることは、まことに難しいと言わざるを得ません。医師の世界は狭く、最後まで出身大学の影と出身医局の影はついてまわるからです。

ひるがえって、病院側から見れば、医師の数を確保するのが第一の必須条件となります。この条件を満たすことなくしては、病院は成り立たないからです。本来、これと同等に必要なのが「よい医師」の確保です。しかし、第一条件だけでさえ満足させることが独力では極めて難しいのが現状です。となると、二、三校、場合によっては一つの大学の医局に丸投げで依存することがもっとも楽で、しかも継続性があります。その結果、大学側に人事権を任せることになり、いきおい大学側がかなり力を持つことになるのです。

その結果、大学の医局の若い医局長（教授の人事権を代行していることが多い）と、病院の院長とが同格に見られるという現実が出現します。もし、病院側が医師の人事に容喙（ようかい＝くちばしを入れること）しようものなら、その医局全員、場合によってはその病院全体の同じ大学出身者がすべて引き上げることとなり、その地域の医療は壊滅的な打撃をこうむることになります。

このような現実の前では、病院側はどうしても頭を下げて教授のところへ医師の派遣を頼みに行き、「それでは医局長に話しておきますから」という一札をもらって、医師を派遣してもらうしかないのです。

大学としては、「あの病院のジッツは我々が確保してやっているのだから」という論理から、「他の大学の容喙・干渉は絶対に許さない」という意識が働いて、「それが嫌なら派遣を取りやめてもよいのですよ」という最後の手段に出ます。そうなると病院側としては、別の大学に医師の派遣を頼まざるを得なくなり、場合によっては、当の病院を差し置いて大学と大学との対立にまで発展してしまうケースさえあるのです。

## 「医局解体論」は空論か

病院に勤める医師の大部分は、自分の出身校なり出身医局の息がかかっていると言って過言ではないでしょう。理由は、医師としても、自分の将来や病院のことを考えても、どんな形でもよいから関係を保っておきたいし、医局のほうでもそれは必要だからです。

つまり、医局と関係を持っていることは、最終的に自分に対する「保険」のようなものので、困ったときや、後輩を派遣してもらうときなどに非常に大きな力となります。優れた技術を持つ一握りの医師を除いては、やはり医局は自分が最終的に帰る場所であり、「ふるさと」（ハイマート）なのです。

「医局解体論」も大筋としてはとてもよく分かるし、またその通りなのですが、現実的にはそうはいかない。それは医学教育、医療の構造がそこまで追いついていかないからです。現在の構造が出来上がるまでに、少なくとも十年、長くは百年余の歳月を要しており、それを壊すのは並大抵のことではありません。

当然、「医局存続論」もあり得るわけです。私見としては、医局は形を現代的に変えながらも、将来的にも存続するだろう——そう思います。

## 医局に戻らない「永久就職医」

このように病院の医師は多少なりとも出身医局に関係を持っているため、病院の医師でありながら、一方で医局に拘束されることが多くなります。ある程度の年齢になり（四十歳以上）、その病・医院でも地域でも一定以上の評価を得て、もう医局には戻らないであろう医師を「永久就職の医師」と呼びます。

彼らは、病院内では「部長」クラスにランクされ、出身教室からは「称号」（臨床教授、臨床助教授、臨床講師、非常勤教授、非常勤助教授、非常勤講師、客員教授、客員助教授、客員講師など）を付与されることがよくあります。私も横須賀共済病院の院長をしていたころ、出身校でない東京医科歯科大学の「臨床教授」の称号をもらっていました。

部長の次が中堅の「医長」クラスです。彼らは卒後五年以上で、数年から十年以上の勤務に及ぶことが多く、実際の医療業務の中心になります。しかし、大学の医局の息がかかっているために、ある時点から大学から交代命令が出されることを覚悟しなければなりません。医師が不足しがちなマイナーな科では、こうした現象はしばしば起こります。場合によっては一年ごとに起こります。

そして医長クラスの下に、通常、卒後三年から五〜七年くらいの「勤務医」が一〜数名います。彼らは派遣医局の関係で最低一年、場合によっては二年くらいで交代します。これを医局教室員の「ローテーション」と呼んでいます。

その下に「臨床研修医」が付くことになりますが、この医局教室員の交代の良い点は、評価の低い医師が交代してくれることです。反対に悪い点としては、せっかく慣れて患者さんのことも理解し、地域に密着してきた医師を帰さざるを得ないことです。得失としてはデメリットのほうが多いでしょう。

しかし、医師の成長過程として大学↓医局↓外勤先出張↓医局へ戻るシステム、または「永久ジッツ」として外勤病院に落ち着くというスタイルは、一般的に比較的良い制度だと思われます。意欲のある医師は、このローテーションの間に留学あるいは他の優れた施設への転勤などのコースをたどることになります。

このように病院と医局とは、常に緊張関係にあります。普通の良好な関係が保たれている場合はいいのですが、さまざまな条件によってこの緊張関係が崩れることがあります。例えば、「人数が不足する」「給料が安い」「どちらかが約束を破った」などの理由でこの緊張関係が完全に崩れたとき、医局側が「総引き上げ」という最後の切り札を切ることがあります。

さらにこじれると大学と病院の関係悪化まで進み、当該科の医師だけにとどまらず、その大学出身医師の完全な引き上げという悲惨な事態になります。しかし、いかなる事由があるにせよ、これは病院と大学間の問題であって、関係のない患者さんにとってはたまったものではありません。

このほか、病院側の方針として、ある大学の医局の出身者はまったく不要であるとの理由から、「全員辞めてほしい」と言われることもあります。これは病院側に別の大学の医局が付いているからで、この場合は大学間の静かな争いとなり、弱い方が負けます。これを「大学のジッツ争い」といいます。

また、俗称「一本釣りの医師」といって、どの医局にも属さないいわば「フリーター」の医師がいます。現在の日本の医師供給システムの中ではむしろアウトサイダーですが、将来的にはこのルートも増加してくるでしょうし、健全な方向へ向かうと思います。

## 「医師派遣機構」への期待

病院が医師を獲得しようとすると、多くの面で大学医局に頼らざるを得ない——。それが現状です。一般病院では、病院全体の医師を一つの大学病院の医師だけで埋め尽くすようなことは望ましくありません。そんなことをすれば、そもそもその病院がなぜそこに存在するのかという根本的な命題にまで立ち返ってしまうからです。

私立の病院であればそれも許されるかもしれませんが、卑しくも公立・市立の病院ではそのようなことをしてはならないのです。それを許せば、その病院の自主性はなくなり、当該大学に従属する「属院」となるだけで、結果、その大学が第一義となってしまい、地域の住民のためではなくなってしまうからです。

このような意味から、公立の、しかも公平な「医師派遣機構」の設立が切に望まれるところです。現在、公立病院（全国自治体病院）に勤務を希望する医師については、「財団法人・全国自治体病院協議会」が「自治体病院・診療所医師求人求職支援センター」（無料職業紹介所）を設置・運営しています。

目的は、地域医療の発展のために役立ちたい医師で、対象は臨床研修医、レジデント医師（研修医―大学卒業後、医師国家試験に合格して医師免許証を取得した者）、義務年限を終えた医師（学費免除の代わりに卒業後は出身地のへき地や離島に一定期間勤務しなければならない義務年限）、および定年を迎えた医師などです。

「医師派遣機構」の試みは、医師不足・地域偏重の解決のために大いに期待されるところであり、日本の医師派遣制度を根本から変える可能性があります。より有能な医師、すべての医師に門戸を開き、すべての病院にも門戸を開く機関になって欲しいと思います。そのためにも、単なる医師の求人求職センターではなく、信頼するに足る公的機関として大きく育つようにと願うものです。

## 大学病院は信頼できるか？

大学病院には「機能」が三つあります。

（一）教育
（二）研究
（三）診療

この三つの機能は、互いに相互補完的であることが求められるのですが、時には排外的になる運命にあります。その原因は、

（一）この三つの機能を同等以上にこなす人は稀有であること。
（二）その少ない人の中から優秀な人を選んで大学病院の核である教授にするため、どうしてもこの三つのうちのいずれかに偏ってしまうこと。

（三）大学病院は個々に優れた人の集まりであり、専門が偏る傾向があること。

大学病院は優秀な医師が多数集まった集団です。集団である以上、その集団の意思があり、これはトップである教授（場合によっては助教授）にゆだねられるため、その教室のテーマというのは教授次第で決まってしまいます。教授をトップとする「講座制教室制」が基本だからです。

しかし、集団といっても多くの個人がそれぞれ異なった専門を持っていますし、また持たないと大学病院としては恥ずかしいものです。その意味で業績を多く挙げている部下がたくさんいる診療科、教室はそれだけ信用されることになります。

「子を見んと欲すれば、まず親を見よ」――トップが信頼できれば、その教室、診療科は信頼できると言えます。

大学病院はその地域のトップであるべきです。信頼されなければなりませんし、信頼しなければならない存在であるべきです。予算の面でも、医療機器の面でも、人間の数からいっても、その地域の最高峰であるべきです。

## 信頼できない大学病院とは

大学病院は切磋琢磨しなければ患者さんからの信頼を得ることはできません。競い合い、常に他のよいところを取り入れようとする態度が必要です。一県一大学病院という構想は、すべての日本人に高度の医療を施すという意味で、そのシステム自体は評価に価します。

しかし、このシステムもまた一方で新しい学閥を生んでいます。その地方に一つしかない大学ですから、ついつい「お山の大将」「地方の天皇」になってしまいがちです。こうなってしまうと、その大学（正確にいえばその大学の「ある診療科」）は信用できないことになってしまいます。医療者が「自分は偉い」と思い始めたとき、それは破滅への第一歩であると心得なければなりません。

大学病院が一般の病院や「医療センター」と大きく異なっているのは、「教育」と「研究」という機能を果たしていることです。「診療」のみに全力を尽くしていればそれで済むというわけには行きません。三分の一の時間を診療に費やし、あとの三分の二を教育と研究に費やさねばならないのです。

教育が必要だということは、そこにまだ完成されていない多くの若い医師がいるということです。このことを指導に当たる上級医、指導医、教授は深く認識すべきです。しかし、指導スタッフの意識がそこまで及んでいるとは、私にはとても思えません。

## 「教授選」の実態

話を『白い巨塔』に戻します。教授選をめぐるストーリーの場面は、このドラマのハイライトシーンでもあります。

物語の主人公は、国立大学医学部第一外科助教授・財前五郎。食道噴門癌の手術を得意とし、マスコミでも脚光を浴びていた彼は、当然、次期教授になるものと思っていました。しかし、現教授の東は、財前の威圧的であくの強い傲慢な性格を嫌い、他大学からの教授移入を画策します。東は母校・東都大学の船尾教授にしかるべき後任者の紹介を依頼し、金沢大学心臓外科医・菊川教授の推薦を受けます。

また、財前を嫌う整形外科・野坂教授は、皮膚科の乾教授や小児科の河合教授とともに、第三の候補者として財前の前任助教授だった徳島大学・葛西教授を擁立します。それに対して財前は、産婦人科医院を開業している岳父・又一の財力と人脈をバックに鵜飼医学部長を篭絡します。

結局、教授選の候補者は財前、菊川、葛西の三人に絞られ、派閥間の駆け引きや札束が乱れ飛ぶ政界まがいの生臭い多数派工作が展開されますが、開票の結果、財前と菊川が同票でトップという異例の決選投票にもつれ込みます。

教授選考委員長の大河内・病理学教授は「即日決戦」を主張しますが、財前教授派の鵜飼医学部長は期日を一週間後に延ばすことを主張し、結果は鵜飼医学部長の思惑通りに進み、その間、野坂の握る七票をめぐり、水面下で激しい攻防戦が繰り広げられます。財前派は菊川のところへ行き、立候補を辞退するよう働きかけたり、大河内に賄賂を贈ったりします。大河内はこの財前派の実弾攻撃に激しく憤り、教授会の席上で暴露します。しかし、決選投票で財前は菊川に二票差で教授のイスを手に入れます。

この『白い巨塔』で繰り広げられる教授選の赤裸々な実態に、私は「まさしく！」と感心したことを覚えています。

私の教授選のときも似たようなことがありました。憎悪、取り引き、裏切り、徒党、懐柔、怪文書……。もちろんのことですが、「実弾」は飛び交いませんでした。東大では、もしお金が絡むようなことをすれば、軽蔑され、選挙では確実に落選するからです。

当時、東大分院長だった伊藤良雄先生は、私の教授選のときにこう言われました。

「結局は人柄だよ、人柄」

この言葉の持つ意味は後になればなるほど、実感を伴って蘇ってきます。

「甘いお方だ」――。

菊川教授の件で東教授の家を訪れた船尾教授に、「各教授には何度も口頭でお願いしていて大丈夫という確約を得ています」と東教授が言ったことに対し、船尾教授がつぶやいたこの台詞と、財前がガンセンターの所長に内定していながら死病を得たことに対し、鵜飼医学部長がつぶやいた「彼もそこまでの男だよ」というこの二つの台詞は、このドラマのなかでもっとも印象に残っている言葉です。今なおこの台詞が医学界で使われていることを思うと、『白い巨塔』でえぐられる人間の本質の表現に感嘆します。

教授は必ずしも技術が優れているから選ばれるとは限りません。教授としてふさわしい「業績」と然るべき「品格」を持ち合わせていることが条件となります。その上に、「適齢期」というものが加わります。教授に選ばれる人物は少なくとも退官するまでの任期が五年、できれば十年は必要です。その狭間にいる人々は、たとえどんなに優秀であっても、（その教室の）教授には決して選ばれることはないのです。

なかでも、この「適齢期」がもっとも過酷に運命を左右します。

心の隙を突く「いたずら」、予期しない「偶然」、人間と人間とを結ぶ「糸」、仕組まれた「ワナ」……。こうしたさまざまな人生の「あや」が渾然一体となって、運命を左右するのです。

## 誤診と医療訴訟

場面は、財前の「誤診」と「医療訴訟」へと進行していきます。教授に就任した直後、財前はドイツ外科学会から特別講演に招聘され、多忙を極めます。そんななかに里見脩二・第一内科助教授から相談された胃ガンの患者・佐々木庸平の検査、手術を担当します。財前は、胸部レントゲン写真に映った陰影をガンの肺転移巣ではなく、肺結核の陰影と判断し、多忙を理由に術前の断層撮影検査を怠ったまま手術を強行します。術後に容態が急変しているにもかかわらず、財前はガン性胸膜炎を術後肺炎と主張し、受持医の柳原弘に抗生物質「クロラムフェニコール」の投与を指示したまま、ドイツに出発します。

しかし、その後患者は呼吸困難を起こし、手術後二十一日目に死亡します。病理解剖の結果、死因は術後肺炎ではなく、ガン性胸膜炎であったことが判明し、財前の「誤診」が浮き彫りになります。

死因に疑問を抱き、手術後に一度も患者を診察しなかった財前の不誠実な態度に怒った遺族は民事訴訟を起こします。

私が特に印象に残ったところは、誤診裁判で大河内教授が原告側証人として佐々木庸平の解剖所見、臨床における病理解剖の大切さを述べる場面です。

「誤診というものは、いつ、どんな形で、思いがけなく襲いかかってくるかも知れないものだ。臨床医は、つねにそうした危険に曝されていることを忘れてはならない」

「病理解剖とは一つの生命の還らぬ死を、次の人の生に甦らせる尊い手段であって、心ある臨床医なら、死因にいささかでも疑問があれば、遺族に解剖を勧めるであろう」

『白い巨塔』が世に出たころはまだ、「医療訴訟」は少なかったように思います。今はむしろ訴訟過剰といってもいいほど、「何でもかんでも」訴えるという傾向にあります。「医療訴訟」は訴える方（患者原告側）も、訴えられる被告（医師側）もつらいものです。原告側（患者側）は「医療行為」によって、最悪の場合は「死の淵」に投げ込まれることさえあります。その無念さは察するに余りあります。一方の被告側（医師側）も、「患者を助けたい」という気持ちが訴訟によって否定され、あるときは殺人者のごとく言われるのですから、実に耐えられないことでもあるのです。

それでもなお、多くの医師は「生まれ変わっても再び医師になる」と思っていることも確かです。なぜなら、医師という「仕事」はそれだけのやりがいのある職業だからです。また、それだけの使命感をもっているのです。

しかし一方で、何につけ「医療ミス」と決めつけるアメリカ版訴訟裁判の増加傾向は、医療者を萎縮させるばかりでなく、「このままでは医療を行なう人が誰もいなくなる」という事態さえ懸念されています。それを証左するかのように、いま産婦人科を閉鎖する病院が急増しています。その背景には出生率の低下、いわゆる少子化と産婦人科医師の不足があげられますが、一方で、今後予想される「医療訴訟」のリスクがあります。医師不足に加え医療訴訟のリスク――この「二重苦」が産婦人科を閉鎖に追い込んでいるのもまた事実です。

## 消えない疑問

地位と名声とカネに腐心し、患者に対しては威張り散らし、思いを馳せることのない財前教授。一方、いつも謙虚に学問に取り組み、患者にやさしく接する里見医師。対照的なこの二人に、視聴者のほとんどは里見医師に好意を持ったことでしょう。しかし、このテレビドラマを見終わって、私にはどこか腑に落ちないものを感ぜずにはおれませんでした。

「財前の生き方もまた現代として正しいのではないか」「里見の生き方は本当に正しかったか」――そんな疑問が残りました。確かに、医師として感覚的には里見の生き方が正しいですし、理想です。

しかし、今のような「生き馬の目を抜く」ような「パブリッシュ・オア・ペリッシュ」（活字にして主張しなければ滅ぶ）という時代にあって、里見のようなきれいごとばかり並べて、自分の手は汚さずに澄ましている生き方が、果たして正しいのかどうか――。

ことに財前教授への嫉妬と定年退官後の保身のために、よその大学から思い通りになりそうな人材を引っ張ってきた東教授の生き方を考えたとき、長い人生から見てどちらが「得」であったかという疑問です。

もちろん、ここでいう「得」とは金銭的、物欲的、社会的利得ばかりを指しているのではありません。医師が医師になった理由は、「できるだけ患者を治そう」ということにあります。里見のように「自分に正直」であればよいという考えもうなずけるのですが、「ある一定の地位」を得てからでなければ、社会的に認められないとする財前流の考え方もまたうなずけるのです。
この問題は長い間、患者を診てきて、しかも大学教授という地位を汚してきた私としては、いまだに分からない疑問です。同じことを主張しても、助手のヒラの時と教授になってからの時では、後者のほうが数十倍も数百倍も人に受け入れられるという現実を味わっているからこそ、財前が「無念だ」といった意味も非常によく分かるのです。

## 大学病院の今昔

ここで二十五年前の大学病院と現在の実情をまとめてみましょう。

【医局】…医局は大学医学部・歯学部の付属病院での診療科ごとの、教授を頂点とした人事組織です。二十五年前の医局は、教授に反抗すると左遷させられました。現在も旧態依然のところもあります。

【医局長の権限】…二十五年前の医局長の権限は絶大で、医局人事をすべて握っていました。現在はその機能は低下していますが、地方ではまだ絶大な権限を有しています。

【医局員および教室員】…二十五年前には無給の医局員はたくさんいました。現在は減少し、大学院学生が増加の傾向にあります。

【教授の手取り給料】…「エッ、そんなに安いの?」と驚かれるかも知れませんが、二十五年前の教授の給料は公務員ベースで月額三〇万円から四〇万円、現在でも公務員ベースで月額五〇万円から六〇万円ほどです。

【教授選考】…二十五年前の「教授選考」はナショナリズムが強く、つまり自分の出身大学の候補者を後任教授に選びたいという気持ちや暗黙の圧力があり、一種の村社会を現出したようなものでした。現在は、少しずつ解消しているように思います。

【地位・実力】…二十五年前の教授は、地位・技術・実力ともに優れていました。それは現在も同です。

【臨床】…「臨床医学」においては、二十五年前も現在も優れています。

【人間的】…「人間的」には二十五年前も現在も変わらず、一般社会人並みです。

【教授回診】…二十五年前の教授回診について回る医師の数は教室員全員でだいたい一〇人から一〇〇人でした。現在はスタッフ、受持医、学生も含めて五人から一〇人程度となっています。

【忙しさ】…「忙しさ」においては、二十五年前も、現在も超多忙で変わりありません。

【学会出張】…「学会出張」は二十五年前は極めて多かった。現在はさらに多く、研究会まで含めると週一日以上となっています。

【学生教育】…学生への教育は二十五年前も、現在もよくやっていると思います。

【論文】…「論文」は二十五年前も多かった。それも邦文の論文が多かった。現在は極めて多く、しかも英文の論文がほとんどとなっています。

【研究】…二十五年前の「研究」は時間をかけたものに重点を置いた研究が多かった。

「量より質」の時代でした。現在ではさらに研究が多くなっており、しかもすぐ結果の見える研究が重視されるようになりました。「質より量へ」の時代です。

【患者から見た教授像】…二十五年前は、教授は患者から極めて尊敬された時代でした。

大学には「○○天皇」と言われる教授が存在していましたが、現在は激減しています。

【講座制】…教育と研究の双方に「講座」を定め、それに必要な教員を置く制度ですが、二十五年前は絶対に必要な制度で「鉄の規律」と言われました。現在はその必要性は低下して、ギルド的になっています。

【病院の設立母体】…病院の設立母体は、二十五年前は国立・公立・私立でした。現在国立は「独立行政法人」化し、公立も後を追おうとしています。したがって「独立行政法人」と「私立」の二本立てになると思われます。

# 開業医

## もっとも基本的な医療形態

開業医は、大学医学部を卒業するまではすべて同じですが、その後は大学とあまり関係を持たず、個人で医院や診療所を開いている医師の総称です。一定期間、大学病院や病院に在籍して臨床の研鑽を積み、ある時期から自分一人で開業し、一人の医師として一人の患者を長い期間にわたって診療する――いわゆる「ホームドクター」ですが、ある意味ではもっとも基本的な医療形態と言えます。

開業医の場合、大学や地域病院と異なり、自分のバックとなってくれるものがありませんから、その点では大変です。身分的にも自分一人ですから、組織的なものとしてはその地域の医師会を頼ることになります。その結果、医師会は開業医が主体となり、場合によっては圧力団体ともなりうるのです。ある地域で開業しようとしたら、地元の医師会の承認が必要とされるのは、そのためです。

したがって、日本医師会は開業医が主要幹部を占め、大学や病院の先生は副会長止ま

## 我が国における医学界の構図

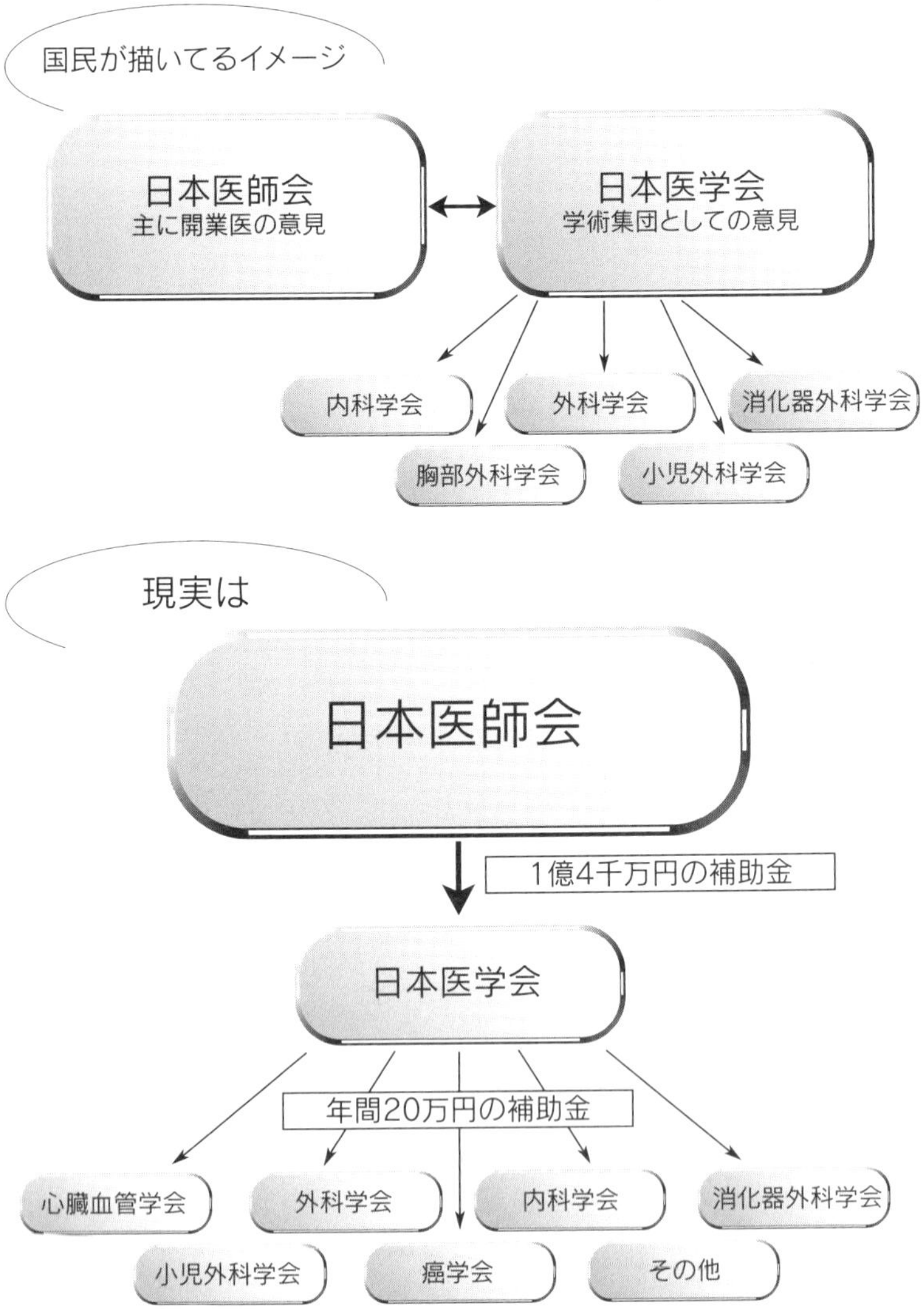
国民が描いてるイメージ
日本医師会
主に開業医の意見
日本医学会
学術集団としての意見
内科学会
外科学会
消化器外科学会
胸部外科学会
小児外科学会
現実は
日本医師会
1億4千万円の補助金
日本医学会
年間20万円の補助金
心臓血管学会
外科学会
内科学会
消化器外科学会
小児外科学会
癌学会
その他

りというのが慣例のようです。組織的になると、どうしても開業医の論理、つまりどう儲けるか、保険点数をどうするか、という財政面が先に立ち、医師の教育面については第二義的になってしまいがちです。もちろん、医学教育をよくやっている開業医もいることは確かですが……。

もう一つ、あまり知られていない事実として、「日本医師会」と「日本医学会」の関係があります。日本医師会と、学問を中心とする「日本医学会」の関係は**図**（「日本外科学会理事会ニュース」）に示す通りで、こうした構図に危機感を抱いた医学会のある分科会は、独自の立場を明確にし、医学会の活動に対して自発的に意見を述べられるようにするという趣旨から、医師会からの補助金の辞退を決めたところもあります。

財政面を重視し、医学教育を軽視する——この乖離に気づいたのが、時の日本医師会会長・武見太郎と激しい会長選挙戦を演じた東京大学医学部長・吉田富三でした。結果は敗れてしまいましたが、その後、大学人でこのような試みをした人はいません。

## 名医の多い「町のお医者さん」

ところで、意外に思えるかも知れませんが開業医のなかには名医が多いのです。表に出ない名医が実にたくさんいて、大学や病院でできないこまやかな配慮をしてくれるため、高い評価を得ています。

小さな異常でもすぐに対応してくれ、時間も待たせない。その家庭の内容もよく把握し、その意味で「家庭医」とも言われます。昔、医師免許をもたない衛生兵あがりの「偽（にせ）医者」がよく摘発されたものです。このニセ医者は患者さんからの評判がよく、いつでも診てくれて、とても親切で気さくな良い先生だったというのが多かった。裏を返せば、「ホンモノ」の医者はあまりよく診察せず、不親切で、気ぐらいばかりが高く、尊大な医師が多かったということを示しています。

医療、あるいは医療を要する状態を「重症度」から分けると、軽いものを「第一次医療」（初期治療、プライマリ・ケア）、中等度から重症のものを「第二次医療」、もっとも重症なものや高度な治療を要するものが「第三次医療」となります。これは医療施設の「機能分化」とも言われています。

「プライマリ・ケア」とは、初期と思われる疾患に対応した治療のことであり、病気で言えば「ありふれた病気」（コモンディィジーズ）を対象とします。症状としては、風邪、発熱、腹痛、腰痛、咳、痛みなどです。このなかには当然、より高度の治療を要する疾患が含まれています。これを峻別するところに第一線の治療を受け持つ開業医、すなわちプライマリ・ケア医の誇りと存在価値があります。そのなかにも医師の得意な領域があり、そういう領域に「特化」して診療を行なっている開業医もいます。ありふれた病気といっても、ひとつ対応を間違うと、生命にかかわりますから、初期治療はきわめて大切です。

「何かおかしいぞ」「顔色や態度がおかしいぞ」といった、いわば診療の「勘」のようなものを持っている方が多いのです。病気は千差万別で、患者さんは「自分はこんな病気だ」と診断してから医師のもとを訪れるわけではありません。プライマリ・ケア医は、その時、その時の状態を見極めて診断します。そういう日々の診療を通しての経験から、非常に優れた診断治療技術を持っている方がたくさんいるのです。

私の友人に神保勝一先生という名医がいます。東京で開業している先生ですが、消化器内視鏡のエクスパートです。現在の消化器内視鏡の基礎である胃カメラは、もともと東大分院外科で私の先輩である宇治達郎先生とオリンパスの技術者内海技師と杉浦技師とが共同して一九五〇年に世界で初めて開発したノーベル賞級の研究です。この経緯は作家・吉村昭氏の『光る壁画』に詳しく描かれています。以来、東大分院は胃カメラのメッカとされ、消化器内視鏡を学ぶ人が集まって、まるで梁山泊（りょうざんぱく）の様相を呈していました。そこに飛び込んでこられたのが神保勝一先生であり、黒坂判造先生であり、青野義一先生であったのです。

これらの先生方は開業医のかたわら、週一回、東大分院に通い、私たちと一緒に消化器の勉強をしていました。その中から、神保先生と黒坂先生は「安全で痛みを感じさせない」大腸内視鏡検査法を考え出したのです。開業医というとプライマリ・ケア医ばかりと思われますが、このように専門に特化した先生もいるのです。

# 第三章　ゆらぐ現代の医療

## 医師の「裁量権」

### 医師の「裁量権」はどこまで及ぶか

「裁量権」とは要約すれば、「誰が何と言っても、その人の裁量で周囲の人々が動く」ということができます。だとすれば、これは一種の「命令権」になるのかも知れません。

『新明解国語辞典』（三省堂）によれば、「裁量」とは「（ある立場にある人が）自分の考え通りに物事を決めて処置すること」とあります。また、『国語大辞典』（学習研究社）によれば、「（ある問題を）自分の考えで判断し処理すること」とあります。

このことからいえば、医師の「裁量権」とは、「医師たる立場が保たれている時に発揮できるものであって、それ以外の時は別の権利に従属するものである」——と定義することができます。反対に、個人である患者の意志が勝れば、そのとき「裁量権」は消失するということになります。

では、医師の「裁量権」の範囲はどこまで及ぶのでしょうか。言い換えれば、どこまで患者さんに「立ち入ることができるか」ということになります。私はその範囲を、「病気」のことだけに留めるべきであろうと考えています。なぜなら、患者さんのことにのめり込めばのめり込むほど、同情すればするほど、同じ立場に立ってしまうからです。その意味でも、医師はあるところで線引きする必要があります。

平成三（一九九一）年四月、神奈川県の東海大学医学部附属病院で元内科助手が末期ガンの患者に薬物を注射し、「安楽死」させたのは殺人罪に当たるとして起訴されたことがありました。この事件も、ある意味では「一線」を超えてしまったために起こったように思います。

また、最近では富山県射水市の射水市民病院で入院患者七人の延命措置が中止され、死亡するという事件がありました。これもある種、「一線」を超えた例かも知れません。たとえ、患者の「承諾・同意」を得た医療行為であっても、医療水準を基準にして注意義務違反が存在し、患者の生命・身体に重大な損害が生じれば、医師の「裁量権」の逸脱として違法行為となるのです。

よく、医師は患者さんの家庭のこと、家族のことまで知った上で治療に当たることが大切だと言われます。しかし、私はこの見解に懐疑的です。というのは、医師にそこまでの「力量」があるのかと思うからです。

患者さんの事情に入り込んでも、医師に解決できないことは多々あります。例えば、患者さんに借金があった場合、肩代わりできるのか？　病院の支払いを待ってあげられるのか？――。

患者さんの問題をすべて引き受けることは、一人の人間としての医師の許容を超えてしまうのです。医師として最善を尽くすためには、自分自身を精神的によい状態に置いておかなければなりません。そのためには病院を出たら、患者さんのことは極力考えず、楽しく食事をしたり、いろいろなところへ出かけたり趣味の時間を持つなど、息抜きをしなければならないと私は考えています。

「二十四時間、患者さんのことを考えて欲しい」と思われる方も大勢いらっしゃると思います。しかし、医師自身の精神的バランスを保つためにも、一定の距離と時間を保つことは大切なことだと私は思うのです。

## 「死の宣告」も医師の裁量権

臨終の床にある患者さんに付き添っておられる家族の方に、いわゆる「死の三徴」（心臓が止まり、呼吸が止まり、瞳孔反射がなくなる）をもって、「お亡くなりになりました」と告げる役割は、多くの場合、担当医や研修医の仕事になります。

その一言で、家族は愛するものの死に直面しなければなりません。看護師は口に綿を含ませたり、清拭をしたり、女性の場合はうっすらと口紅を塗ったりして差し上げます。そのあと、病院内の離れた敷地にある霊安室に運ばれ、そこから霊柩車で帰られます。その時は、受け持ちだった医療スタッフでお見送りします。

私の先輩であった相馬智・杏林大学教授（故人）は、夜中でも自分の教室の患者さんのお見送りには必ず出られたといいます。

「死」を宣告するのは医師の義務であり、言い換えれば、いつそれを宣告するかは医師の「裁量」といえます。しかし、現在は脳死や臓器移植法をめぐって「死の定義」も変化してきていることから、死の宣告すら医師の（少なくとも担当医師の）「裁量権」と言えなくなってきているようです。

# 「療養担当規則」と医師の主体性

## 「療養担当規則」とは

「療養担当規則」（正式には保険医療機関および保険医療養担当規則）という厚生省令があります。平成十八年に一部改正されましたが、この「療養担当規則」とは、「療養の給付の担当の範囲」「診療に関する照会」「適正な手続の確保」「健康保険事業の健全な運営の確保」「特定の保険薬局への誘導の禁止」など医師・医療従事者に関する決まりごとであり、保険医療機関の療養担当や保険医の診療方針等に関する規則です。

確かに「療養担当規則」は医療の標準化のためには必要な法律であり、その内容も大筋では納得できるものです。しかし、この「療養担当規則」を医療現場において個々の患者さんに当てはめると、縛られることも多々あるのです。

例えば、「厚生労働大臣の定める医薬品以外の薬物を患者に施用し、又は処方してはならない」とあります。そのため効果のある薬や新しい薬でも、「厚生労働大臣の定める医薬品」でないと、たとえ効果が明らかであっても、海外で使われていても、日本では使えないのです。

また、「各種の検査は診療上必要があると認められる場合に行う」の規定は、後で述べる診療報酬審査委員会で診療上必要があると認められなければ、これに関する診療報酬は払われず、すべて病院側の持ち出しになってしまうのです。

さらには、「輸血又は電解質若しくは血液代用剤の補液は必要があると認められる場合に行う」との条項は、これらの注射の使用が多すぎるとの行政の判断によって減らされたものです。

なかでも一番顕著な例が、「混合注射は合理的と認められた場合に行う」という条項です。一九九二年までは、点滴注射の中に例外なく「総合ビタミン剤」を入れていました。黄色い色をしているのがビタミン剤です。点滴注射が必要な患者さんでは、ビタミン――特にビタミン$B_1$、ビタミンCが欠乏しがちなため、入れていたのです。しかし、一九九二年四月一日から、このビタミン混合注射が保険で認められなくなりました。いわゆる「保険適応外」です。行政の判断によって「合理的」ではないとされたのでした。

しかし、この規定は医師の医療の現場における主体性を根底から揺るがすものでした。鈴木厚氏は、この行政側の判断を『私説日本医療史』（メディカル朝日、一九九八）の中で次のように記しています。

「この日、医師が医療の主体性を失った記念日であった」――と。

その結果、何が起こったか――。多くの患者さんに「ビタミンB1」の欠乏症が起こり、なかには回復不能の「脳症」（ヴェルニッケ脳症）を招来するという最悪のケースさえ引き起こしました。このケースは裁判となり、裁判所は「保険点数の規定は保険医療の対象とする範囲を定めるに過ぎず、治療方法に関する医師の専門的判断を拘束するものではない」として、病院側に対して一億七三〇〇万円の賠償支払いを命じました。病院側は、ビタミンB1の混合注射は「保険適応外」、つまり厚生労働省の指示により保険診療では使えないことを理由に反論しましたが、認められませんでした（佐々木博道、日本医事新報、三九九四、二〇〇〇）。

こうした事例は、医療現場における「療養担当規則」の陰の部分の氷山の一角に過ぎません。規則は規則として受け止めるとしても、もっとアップツーデートな心のこもった弾力性のある運用も必要だと思うのです。

## 「医療保険」と「診療報酬」

「診療報酬」とは、医療保険から医療機関に支払われる治療費のことです。「一点一〇円」と、健康保険制度に則ってすべての医療行為について点数が決められています。その意味では、医療保険と診療報酬は切り離して論じることができません。

ある医療行為に対し、それが診察であれ、検査であれ、治療であれ、手術であれ、投薬であれ、すべて何点と決められています。

「急性虫垂炎」（いわゆる盲腸）の手術を例に挙げると、保険点数は六四二〇点で、かかる費用（診療報酬）は六万四二〇〇円となります。このうち患者さんは三割負担ですから、自己支払額は一万九二六〇円で、あとの差し引き四万四九四〇円は保険から支払われます。前もって自分が払っていた保険料から必要なときに支払われる制度なのですから、本来的には極めて分かりやすく、公明正大な優れた制度です。

この診療報酬が高いか安いか、または妥当であるかないかという議論とは別に、この制度の中では、国民から集めた健康保険料総額という一定量の医療資源の中から、いかにして取るか、あるいは取らせまいとするか、その戦術は激化します。取るほうは医療者側であり、取らせまいとする側は保険者側です。そしてこの間に厳然として存在するのが『赤本、青本』と呼ばれる診療報酬点数の書いてある分厚い二冊の冊子であり、これをいかに運用するかでしのぎを削っているのです。

## 「診療報酬審査委員会」の機能と問題点

月一回、数日をかけて催される「診療報酬審査委員会」が、そのせめぎ合いの場となります。この「診療報酬審査委員会」は、「国民健康保険」「社会保険」「労災保険」「船員保険」などに分かれ、保険者側、医療者側、公益側の代表数十人が一堂に会し、一人数千枚の「審査請求書」（レセプト）が適正であるかどうか調べるのです。ここでは公正を期するということで、自分の病院の審査はしません。また四～六ケ月ごとに、受け持ちの対象群が移動するシステムになっています。

手間がかかるようにも思えますが、この会議に出ていたほうが何かとメリットがあるのです。最新の情報は入るし、そこの「ボス」となれば一目も二目も置かれるため、医療側は競って審査委員会に出ようとし、高齢になってもなかなか辞めようとしません。

平均診療点数が際立って高い医療施設は、警告を受けたり、年に一回の「医療監査」にかけられます。医療監査は、とくに厚生省が絡んでくると、きわめておおごとになります。「ギャフン」というまで徹底的にいじめられ、一、二年は立ち上がれないほどの経済的な痛手をこうむることになります。ここでは文句を言ってもムダで、かえって情勢を悪くしてしまいます。なにせ官僚というのは、恥をかかせると、たとえ自分が間違っていた時でも、後で必ず陰湿な復讐に出てくるからです。

現在の診療報酬の方法は、一つ一つの医療行為についてはきちんと決められてはいるものの、その使用回数、頻度などについては規定がありません。例えば、抗生物質の注射は一アンプルいくらと決められてはいますが、何アンプル使ってもその分は支払われる規定になっています。使えば使うほど診療報酬が増加するシステムで、これを「出来高払い」といいます。

ここに同じような症状を呈する「急性虫垂炎」の患者さんがいたとします。Aさんには抗生物質の注射を一本、Bさんには一〇本使ったとすると、この場合の診療報酬は、BさんにはAさんの一〇倍の金額が請求できることになります。

この不均衡を防ぐため、先の「診療報酬審査委員会」が活動するのですが、実際には書面のみの審査であるため、Aさんの場合が正しく、Bさんのそれは正しくないという判定が難しい。つまり統一化しにくいのです。

これを防ぐために、急性虫垂炎には一括していくらという払い方をするのが、「一括払い」または「包括払い」といわれる制度です。一般的に見ると、こちらの方がよいようにも思われますが、病気は一つひとつ異なる個性をもっていますから、治療過程もすべてことなり、バリエーションが多くなるという点もあります。

現在、厚生労働省はさらに進めて「ＤＲＧ」（Diagnosis Related Group＝診断群別医療費公定制度）——ある診断、例えば胆石症ではどのような医療行為をしようとすべて均一に○○点と決めることを試行中です。

## 医療のビジネス化

近年になって、医療をビジネスとして、つまり事業としてとらえ、「もうける」ものであると考え始めた頃から、「医は仁術」といった従来の良い点が失われつつあります。つまり、良い病院とは多くの利益を上げる病院のことであり、多くの患者さんを治す病院ではなくなったということです。その論理は、

「経営が良くなければ、病院の設備も施設も整わない。高額の医療機器も買えない。患者さんへのサービスも不足する。ひいては患者さんの診断、治療に大きなマイナスを起こす。したがって医療をビジネス化することは決して悪ではなく、必要なことである」

ということになります。

この論理は保険会社の論理と何ら変わりません。前もって儲かるか儲からないかを計算し、儲かることはやるが、儲からないことはやらない。儲からなければ儲かるようにやる——それがビジネスの基本だからです。

言い換えれば、儲からない診療科はやらないということなのです。「小児科医療」などはその最たるもので、どこも赤字だからやらないのです。その流れを、誰も止めることはできません。止められるのは、国（政治）という行政権力だけなのです。

## 誤診の構造

### 「誤診率一四・二％」の驚き

東京大学第三内科の故・冲中重雄教授は、私たちに内科学を教えて下さった先生です。非常に頭の良いシャープな方で、すべての人に尊敬されており、『冲中内科学』という大冊を著されています。触れただけでスパッと切れそうな鋭いメスのような雰囲気を持った方でした。私たちはもちろん一般の人にとっても、冲中先生は「内科の神様」であり「診断の神様」でしたので、誤診など千に一つもないだろうと思われていました。

その冲中先生が最終講義において、「私の誤診率は一四・二％」と公表されたのです。この数字のショックは、単に医学界にとどまらず、一般の人々にも大きなショックを与えました。

なぜこのようなデータが出たのでしょうか。

当時の冲中内科では、入院患者さんが亡くなると、すべての事例を「剖検」（解剖検査）することになっていました。冲中先生は剖検の結果、少しでも死亡前の診断と違っていたり、重大な副病変の見落としがあったケースもすべて誤診例に入れたために、このような数字として現れたのだということでした。

しかもこの頃はまだ診断機器が乏しい時代です。レントゲン撮影はできたものの、超音波、ＣＴ、ＭＲＩ、血管造影、核医学検査といった診断機器はまったく開発されておらず、内視鏡検査ですら開発の初期の段階でした。そのため診断の根拠はもっぱら視診、聴打診、触診に限られていたのです。それだけの診断技術で、よくこれだけの誤診率で済んだものだと感心させられます。

逆に言えば、八六％は「正診」（正しい診断）しているということになります。「さすがに冲中教授」だと今では評価されています。

しかし、当時この数字が世間に与えた衝撃は、測り知れないものがありました。「医師は、とくに冲中先生のような神様は、絶対に診断の間違いをしない」と信じていた医学関係以外の人々にとって、これはまさに晴天の霹靂（へきれき）だったと思います。おそらく普通の人々にとって、医師の誤診率はせいぜい数％と思っていたはずです。

## 診断のむずかしさ

臨床診断の過程は刻々と変化します。患者さんの症状も時々刻々と変わっていきます。一つのところにとどまらない川の流れのようなもので、ある時点で「これだ」と診断しても、次の診断の時点では、また別の事象が起こるのです。医師が予想した「溜まり」へ病気を追い込めれば、治療は的確となります。ところが、川がもし別のほうへ流れていけばその後を追わなければならず、それは後追い診断となってしまい、うまく行きません。

例として、非常にありふれた病気である「急性虫垂炎」（いわゆる「盲腸」）の診断過程をお話してみましょう。

お腹が痛いと、まず「盲腸かな」と疑うくらいよく知られた、しかも頻発する病気です。右の下腹部がとても痛い、なかなか治らずだんだん痛みがひどくなる――。「さては盲腸かな?」という経過をたどる虫垂炎は、実は比較的少ないのです。

初めに吐き気、嘔吐、その他の胃の症状がある。または便秘、下痢などの腸の症状がある。その時は上腹部に痛みがある。熱もあり、風邪気味だと思っていたのが、時間が経つとその痛みがだんだんひどくなり、痛みの場所が右下腹部に集まってきた――。これがもっとも分かりやすい虫垂炎の所見です。ここまでくると医師もまず見立てを誤ることはありません。ところが、経過中に症状がはっきりしない、つまり右下腹部に痛みが集中しないケースでは診断に苦慮することが多いのです。

また、診察した時間帯にもよります。AとBの医師が異なる時間帯に診察したとします。B医師のほうが時間的に遅く診察したとすると、この時点で病気の症状は出そろっているので、圧倒的にB医師の正診率が高いのです。

そこでB医師はA医師について思います。

「なんて診断能力のないへたくそな医師なんだ!」

また、患者は考えます。

「何で最初に分からなかったのか? あのヤブ医者め!」

そして裁判官は考えます。

「いろいろと努力はしているが、やはり診断能力に欠けると言わざるを得ない。今日の医学的水準を考えれば、やはり最初の診断は誤り（ミス）と言わざるを得ない」と。

結果から振り返って見るのは簡単です。しかし、「診断」とは患者さんの病状の流れを遡るのに似て、最初は大河のような広い茫漠たる症状（診断）から、流れを遡って、ついにその源流を確かめる作業なのです。

## ミスを繰り返す「リピーター医師」

人間には「適性」というものがあります。特に医療職にはそれが顕著です。人間はそれと同時に優れた「適応能力」も持っているため、大部分の仕事はその適応能力でこなせることもまた事実です。それに加えて「慣れ」という習性もあり、一つの仕事にまったく向いていないという人は少ないと思います。

「センス」――例えば、医師としてのセンス、臨床医としてのセンスはそれぞれにあります。それとは別に、私には人間の根本に関わるセンスがあるように思えてなりません。絶対に医療職に向いていない人が少数ながらいるのも事実です。こういう人は基本的には医療職を辞めてもらうしかありません。人間を人間とも思わない、生死の重要性がまったく分からない、無感動な人がそれに当てはまります。

ミスを繰り返す「リピーター医師」にもセンスの問題があります。「うっかり度」がきわめて高い医師、不注意な医師、技術の未熟な医師、逆に「何でもできる」と自己を過信している医師、「外来で食道ガンの手術をやった」と豪語する医師、反省のない医師——。歴史は繰り返すといわれるように、このような医師は必ずどこかでリピートする可能性をはらんでいます。

どこの病院に行っても、必ず一人や二人は困り者の医師がおり、看護師がいます。リピートさせない体制、監視、教育などでカバーしてはいるものの、最終的にはセンスの問題、向き不向きの問題なので、根本的な解決は難しいと言わざるを得ません。

# 第四章　「医療訴訟」はなぜ起こるか

## 医療訴訟の実態

### 「医療訴訟」急増の背景

「患者に親切に接していれば、絶対に医療訴訟は起こらない」――。そう信じて疑わない医師が世の中にいます。しかし、残念ながらそれは「大いなる幻想」です。そう言わざるを得ない医療の現実に我々は生きているのです。

「むかし」――この「むかし」という言葉を使わなければならないのも残念ですが、昔、私がまだ医師になりたての頃の昭和三十年代から昭和五十年代頃までは、確かにこの信念は生きていました。しかし、ふと気づいてみるといつしか医療は「医は算術」の世界となり、「赤ひげ先生」も姿を消していました。

一方で、患者さんを取り巻く環境も大きく変化しました。人権意識の高まりとともに、「泣き寝入り」することがなくなりました。それとともに医師と患者相互の信頼関係も希薄になり、コミュニケーション不足に陥り、お互いが疑心暗鬼を生ずる関係となってしまいました。それと軌を一にするように、医療行為に関連する訴訟が増えてきました。

一〇年前には三三〇件だった第一審裁判所での医療裁判は、今では一〇〇〇件を超えているといわれます。しかも、今後さらに増加するだろうと予想されています。

というのは、医療訴訟は交通事故のように保険会社が代行するというシステムがなく、被害者（患者）が代理人である弁護士に依頼して訴訟を起こすか、あるいは医療訴訟委員会等に申し立てをしなければならないようになっています。その代理をする弁護士の数が急速に増えているのです。一〇年前の司法試験の合格者は、年間五〇〇人でした。それが今は一五〇〇人になっています。しかも、新たに誕生した法科大学院の卒業生が今後、年に一五〇〇人が誕生します。その結果、合わせて三〇〇〇人もの法律専門家が毎年社会に出て行くことになります。裁判官や検事は国家公務員ですからそんなには増やせません。弁護士の数だけが増え続けるということになります。

患者さんからみれば、身近に弁護士がいれば、自分にとって不利な現象が出てきたとき、「一度相談してみよう」という気になるのも当然です。その結果、おのずと訴訟が増える社会構造になって行く――。もし、現在の倍の二〇〇〇件もの訴訟になったら、それらをすべて裁判所で処理すること、対処することは現実的に不可能です。

そこで考えられているのが、裁判外の「紛争処理機構」の設置です。訴訟手続きによらない民事上の紛争解決のための「仲裁」「調停」「斡旋」を民間団体が行なえるように定めた、いわゆる「裁判外紛争解決手続法」（ＡＤＲ法）です。この制度は、平成十九年の四月から施行される予定です。

## 「侵襲行為」の是非

「医療」には、多かれ少なかれ「侵襲行為」を伴います。身体に針を刺したり、メスを入れたりするという人を傷つける行為であり、それ自体患者さんにとっては身体の損傷行為を意味します。また、効果もあるが副作用もある薬を服用するわけですから、やはり同じく危険な行為ということになります。それが「医療」です。

これを法律的にみると、日本国憲法の基本的な考え方は、国民の生命、財産を守るということから出発しているので、治療上の止むを得ない行為としての、これらの「医療的侵襲行為」であっても、本来的に違法性を孕んでいる行為であるということができます。

医療行為が正当な行為とされるためには、医師と患者の間に「診療契約」が結ばれているという前提が必要となります。つまり、診療を受けた段階で、患者さんは病気のために必要な「医療的侵襲行為」を受け入れることを承諾したということになります。しかし、ともすれば医師も医療を受ける側も、それを忘れがちです。

医療者側からすれば、「医療行為」とは「専門的な決断」——すなわち「診断」と「治療」を行なうことですから、必ず「侵襲行為」を伴います。一方、患者さんからすれば、病気を治すために医療的「侵襲行為」の苦痛を耐え忍ぶということになります。余談ですが、「患者」とは英語で「patient」（ペイシェント）と言います。その語源は「忍耐する、辛抱する」という意味です。

「医療訴訟」とは、この医療的「侵襲行為」の是非を問う訴訟ということができます。

## 医療訴訟の原因

「訴訟」は、どんな場合でも信頼関係が破綻したときに起こります。医療においてもそれは同じです。医師と患者の信頼関係が破綻したとき、訴訟に発展します。

では実際、どんな場合に医療訴訟に発展するのでしょうか。その主な要因は、

（一）医療上の行為（医療ミス）。
（二）患者とのコミュニケーションの問題（失敗）。
（三）インフォームド・コンセントの不足、浅い認識と配慮。
（四）医療者の態度・言葉。

が挙げられます。

まず「医療行為上」の問題――。これは明らかな医療行為の間違い、いわゆる「医療ミス」を意味します。

ここ数年、新聞やテレビで頻繁に「医療ミス」が公開されています。公開された内容を見るかぎり、何ともお粗末と言わざるを得ません。血液凝固阻止剤と消毒液を間違って注入し死亡させた事件。二人の患者を取り違え、それぞれ間違って手術した事件（横浜市大病院事件）。またガンと誤診して乳房を切除した事件。あげくの果ては開腹手術

した女性の体内にガーゼを置き忘れるという事件……。

　これらの事例はまったく弁解の余地のない、誰から見ても明白な医療ミスで、うっかり、思い込み、物忘れといった「ヒューマンエラー」から起こったものです。
（二）の「患者とのコミュニケーションの問題」とは、具体的には「病気の経過の説明が納得できない」とか「医師が経過を話してくれない」「病名を聞いても答えてくれない」といったことが挙げられます。これは（三）の「インフォームド・コンセント」とも関連してきますが、患者さんとの「診断・治療・経過」について話し合いをする時に、難しい医学用語ばかり使ったり、相手側に理解してもらおうとする配慮に欠けたり、患者さんの言うことをほとんど聞かなかったりすると、相互理解がうまくいかなくなります。
　また、不用意な「医療者の態度・言葉」も訴訟に発展することがあります。一昔前まで、医師はかなり高飛車な態度で患者さんに話し、接していました。敬語も使わず、態度も粗暴で命令口調、見下した態度で「やってあげる」という傲慢さが強かった。「患者には余計なことは言うな。患者には診断して治療してやりさえすればいい」――。そんな時代でした。

　医療者の傲慢な態度や不用意な言動は、時として患者側の反感を買うことがあります。

特に経過が思わしくない場合では、患者側は腹を立てることも多く、後から問題となることもあります。実際、経過が良くなかった患者さんが退院するとき、居合わせた看護師から「この病院に来なかったらよかったのにネ」との親切とも慰めともつかない不用意なひと言から医療訴訟に発展した例もありました。

患者さんの病状、経過が思わしくないとき、患者さんおよびその家族は「なぜ治らないのだろう」「なぜこうなったのだろう」と思うのは当然であり、その不安が頂点に達したとき、何かのきっかけで訴訟にまで発展することになります。

これに加えて、最近では医療を受けているにも拘わらず、自分の思ったように病状が治癒しない、むしろ悪化している、他の人と比較して経過が思わしくない——といったことも「医療訴訟」の対象となっています。

## 「誤診」の要因

医療訴訟が起る原因の一つに「誤診」があります。その種類をあえて分類してみると、

(一) まったくの見落とし、うっかり、思いこみ——ヒューマンエラー。

(二) 機械や検査器具がなくて、重要な情報が得られなかった。

（三）時間的要素、制約。
（四）人間的要素、制約。
（五）医師の技量。
（六）患者の誤解。
（七）コミュニケーションの失敗（人間関係）。
（八）既往歴のとり忘れ。
（九）引き継ぎがうまく行かない、伝言忘れ。
（一〇）自然経過の取り間違い。

などがあります。なかでも最も多いのは、やはり「ヒューマンエラー」による「誤診」です。人間が人間である限り、つきまとうミスは止むを得ない側面があります。人間はロボットではなく、コンピューターでもありません。「うっかり」「思いこみ」「忘れ」「早とちり」といった人間であるがゆえに日常的に起こりうるものです。

自分の一日を考えてみても、ものの置き忘れ、つまずいて転ぶ、包丁で手を切る、針をさす、電話の用件を忘れる、といったことは日常茶飯事です。ガスやアイロンの消し忘れ、茶碗を割る、箸を落とすなど、いわゆる「ヒヤリ、ハッと」する事態も起こります。それと同様のことが、医療の現場でも起こるのです。

それを少しでも防ぐために現在、「ＰＯＭ」（Problem Oriented Method）方式のカルテ（患者の病歴、問診内容、所見、傷病名、検査データ、検査処置内容、薬剤処方内容などをデジタル化）や、「ヒヤリ、ハッと」事例を集積するなどの努力がなされています。

## 生命が対象

先ほど、「医療訴訟とは医療的侵襲行為の是非を問う訴訟である」と言いました。「医療的侵襲行為」――つまり「診断」と「治療」の苦痛を耐え忍ぶ代わりに、病気が治り、健康を取り戻す。それが患者が求める医療的侵襲行為に対する代償、すなわち「対価」となります。

人はお金を出して「モノ」を得ます。この場合、買った「モノ」が大変に良いものであったり、価格に比べてずっと良いものであったなら「不満」はありません。しかしそれが悪いものであったり、価格以下の価値しかなければ、取り換えを要求したり文句を言ったりします。

問題は、お金の代償として得たものは「何か」ということです。普通なら取り返しのつくものでも、医療においては全く違います。取り返しがつかない。それは、自分や家族の「生命」「健康」に直結しているからです。

「もともと医療には医療訴訟という要因が内蔵されている」――。そのことを理解しないと、現在の医療事故多発の要因を突き止めることはできません。

杏林大学の川村治子教授は、『メディカル朝日』（一九九八年二月号）の中で、医療事故について次のように分析しています。

（一）失った対象が大切であればあるほど怒りは強く、受容に至る道のりも遠い。この怒りはある時期医療側に向けられる。

（二）医療事故、過失がなくても紛争は起きる。いや、過失がないと思うからこそ紛争が起きやすい。

（三）医療側への信頼と時間だけが怒りを緩和する。

また、医事法学の先駆者である東京都立大学名誉教授の唄（ばい）孝一先生の「医療と患者」の関係についての一文を紹介しておきます。

「医療を受ける者はつねに泣く覚悟を要する。泣かねばならぬ危険を覚悟で、医療を求めざるをえない。医療にはこんな悲しい宿命がある。しかし、このことは患者だけに悲しさを忍ばしめるものではない。医師は医療のこわさを銘記し、患者が泣き叫ぶ以外に救いがない宿命のなかで、医療を託していることを知ってほしい。そして傷つけられ、あるいは家族を失うことになった人びとが、泣くことをも忍ばしめるだけのきびしさをもって、医療の場を設定し、医療に望んで欲しい。ここにこそ、医師の倫理が示されるのではなかろうか」

この短い文のなかに、唄教授の医療者に対する透徹した「医の倫理」の考えが示されており、私たち医療者は深く肝に銘じておくべきであろうと思います。

# 医療訴訟をどう回避するか

## 医療者にできること

医療者が医療訴訟を起こされないという保証はどこにもありません。もし、現在、医療訴訟を起こされていないとすれば、それは幸運以外の何ものでもありません。

ふだんから患者さんに対して、愛情をもって親切に接すれば、医療訴訟が少なくなることは事実です。基本は患者さんとの信頼関係、それが第一です。医師として日々の言動に注意を払うのはもちろんのこと、自己の人間性を向上させるように努力することが大切です。しかし、親切にしているから、あるいは信頼関係があるからといって、医療訴訟が起こらないと考えるのは幻想です。それまでの良い関係が「たったの一言」「一つのきっかけ」で崩れてしまった事例もたくさんあるのです。

医療訴訟の多くは、被告（医療者）が関係している団体（例えば病院）に対して起こされますが、医師個人が対象にされる場合もあります。どんな状況であっても、担当医師の責任を逃れることはできませんから、不時の用意はしておくべきです。それは医療事故対策ともなりますが、むしろ「診療録」（カルテ）の適正な書き方ということにもつながります。

医師が日々心がけなければならないことは、「診療録」（カルテ）を「しっかりと読みやすい字」で、しかも「必ず毎日記入する」こと。患者さんの容体に、変わりがなければ、「変わりなし」と記入します。

「日付」「時間」「記入者の名前」（サイン）も大切です。見逃しがないようにするには、「SOAP方式」（S＝subjective data《主観的データ》、O＝objective data《客観的データ》、A＝assessment《判断》、P＝plan《計画》）に基づいて考えると有用です。とくに「assessment」（判断）が書いてあると、後で役に立ちます。

よく言われることですが、医師の書く字は一般的に言って極めて読みにくい。達筆すぎる、忙しいからだとかいろいろ言われていますが、本当のところは、走り書き、なぐり書きの類いで、まず他人が判読することは不可能です。せめて判読可能な字を書く心構えは必要です。昔はカルテに記載しないことを自慢にしていた医師もあったくらいですが、近頃はきちんと記載するようになりました。

「看護記録」もとても重要です。そして「正確」に記載すること。どの病院でも、医師の記録よりも看護師の記録のほうが押しなべて正確なので、裁判になった場合、「看護記録」のほうが頼りになるという弁護士が多いくらいです。「看護記録」も「SOAP方式」や「5W1H」（When＝いつ、Where＝どこで、Who＝だれが、What＝何を、Why＝なぜ、How＝どのように）を下敷きにするとよいでしょう。

次に、「インフォームド・コンセント」――。「インフォームド・コンセント」とは「informed・consent」（説明と同意）のことです。患者さんには、自分の病気と医療行為について「知る権利」があり、治療方法を自分で決める「決定する権利」を持っています。これは決して難しいことではなく、患者さんやその家族によく分かるように病状を話すということです。

その際、「何をどう話したか」「その時の患者さん側の反応や質問はどうだったか」などを必ずカルテに書いておく必要があります。さらに、患者さん側の同席者の名前、医療側（複数が望ましく、一人は看護側―例えば看護師長など）の名前、所要時間などをしっかり記入しておきます。また、「同意書」が必要と判断される場合は、お互いに署名をして一部ずつ保管しておくようにします。

## もしトラブルが起こってしまったら

万一、医療事故あるいは「ニアミス」（事故に至らなかった人的エラー）が起こった場合、何よりもまず責任者に報告して指示を仰ぐことが先決です。絶対に「自分一人で解決しよう」としてはいけません。また責任者は管理者に直ちに報告しなければなりません。初期対応が何より大切だからです。

次に、患者さんあるいはご家族との話し合いになりますが、その時には必ず責任者を含めた複数の人が立ち会うべきです。医療側では上級者が話をすることが望まれます。その際の医療側の態度として、真摯な態度で真実を懇切丁寧に説明することは当然ですが、安易に「申し訳ありません」とは言わないことです。この言葉は、因果関係がはっきりするまでは避ける必要があります。

私がこのように言う理由は、いったんトラブルが起こった場合、場面はすでに「医療」という世界から「法律」という全く違う次元に移行しているからなのです。法律の世界は、「謝れば済む」という情の通じる世界ではありません。自分の気持ちとは別に、「あの時、あなたは申し訳ありませんと謝ったではないか」と、それを事実として後で必ず言われるのです。

また、この時も「記録」がたいへん重要となります。時間を追って時系列的にトラブルの経過や話し合いの記録を忘れないうちに、つまりその日のうちに必ず書いておくべきです。人間は一日前のことでもすぐに忘れてしまう性質をもっていることを心得ておく必要があります。

## 病院側の対応

医療側は、ともすると個人プレーに走りがちなところがありますが、それは止めるべきです。病院として主張すべき点もたくさんあるのですから、必ず窓口を一つに絞り、責任者以外の人は話さないようにします。要するに、一人ひとりの職員が毎日の業務を手落ちなく行なうこと。不幸にしてトラブルが発生したら、できるだけ早く責任者に知らせること——。それに尽きます。

多発する医療事故に対応して、各病院に「メディカル・リスク・マネジメント（Medical Risk Management＝ＭＲＭ）委員会」や「医療事故対策委員会」が設置されるようになりました。この委員会は主として、医療上「ヒヤリ、ハッと」した症例を集めて分析を行ないます。

どのような原因で医療事故が起きやすいか、その症例から学ぶことは何か、改善点は何か、などを明らかにして、再発しないよう全職員に周知徹底しようというシステムです。このシステムを活用することによって、少なくとも同一の原因に基づく「ヒヤリ、ハッと」事例は減少します。

## 医療事故の実例

「大腸内視鏡検査による大腸穿孔」

私がある病院の院長として赴任したちょうどその日のことです。大腸内視鏡検査を行なった際に事故が起こったという報告が来ました。大腸内視鏡検査による「大腸穿孔」

（大腸の壁に穴があいて内容物が腹腔内にもれること。重症例では腹膜炎になる）です。この検査では出血とともに起こりやすい合併症で、当然、検査前に起こりうることとして説明してあるはずですが、練達の内視鏡医は、大腸を見るだけのこの検査では普通起こしません。

大腸にポリープがあってそれを切除する場合には、ポリープを持ち上げてその付け根のところを切りますから、出血があったり、穴があいたりするのはある程度理解できると思います。したがって、「この検査医は技量がやや不足だったのでは」と思いました。とはいえ、責任は病院長の私にあるわけですから、そのまま放置するわけにはいきません。その日のうちに患者さんおよび家族に真実を話し、その後の抗生物質による治療法、絶食療法、予想される経過を話してもらいました。幸いなことに、その後順調に回復されて食事も食べられるようになって、退院されました。その日のうちの対応もよかったと思います。その後、この担当医には一年間の研修をさせ、技量を上げるように指導しました。

「クロイツフェルト・ヤコブ病の脳硬膜」

クロイツフェルト・ヤコブ病が問題になった頃、ヒト人工硬膜の使用例の話が脳神経外科の部長から来ました。クロイツフェルト・ヤコブ病とはいわゆる「狂牛病」で、牛の海綿状脳症プリオン病と言えば記憶に残っている方もおられるでしょう。脳外科の手術の際には脳を覆っている硬膜をたくさん取らなければならなくなり、その補填として「乾燥ヒト硬膜」（死体から採取）の移植が日常行なわれていました。もちろんこの人工硬膜の使用は厚生省も認可しておりましたが、人工硬膜の移植例から発症したクロイツフェルト・ヤコブ病が一九八七年にアメリカで報告されてから十年後の一九九七年に、厚生省から使用禁止が出るに至って大問題となりました。第二の薬害エイズとして、新聞紙上を賑わせましたし、医療訴訟にもなっています。

当病院でもかなりの使用例がありましたから、患者さんからこの材料を使用したかどうか、問い合わせがある前にリストアップして用意しておかねばなりません。調べたところ二〇例ほどありました。しかし、すでに亡くなっている方がほとんどで、問い合わせは二〜三件あったと記憶しています。幸いにも発病している方はおりませんでした。事故とはいえないケースでしたが、早く調査に動いていたので、問い合わせにも正確に迅速に対応できた事例です。

## 職務分担を明確に

この病院には病床が八五三床ありました。驚いたことに、これだけの病床があると、一日で実に最高五件の事故報告があったのです。こうなるともはや院長は事故処理のためにだけ存在するようなものです。

それぞれ即時に対応するように指示しましたが、一チームだけではとても間に合いません。そこで四つの群に分けて処理することにしました。いずれの群も管理職がトップとなり、一般の「ヒヤリ、ハッと」事例に対しては「ＭＲＭ（メディカル・リスク・マネジメント）」委員長が当たることにしました。よりシビアなクレームに対しては副院長と事務部長が当たり、院長の私が適宜入ることにしました。また、院長宛の通信や投書類には院長が直接対応することにしました。職務分担を明確にしたわけです。

このような態勢を組んだ理由は、何といっても迅速な初期対応が一番、「即時対応」こそ肝要と考えたからです。

「ヒヤリ、ハッと」事例への対応は、ＭＲＭ委員会で月に一度くらいで事が足り、さほどの緊急性はありません。しかし、より重大な事故は生命に関わることですから、即座に対応しなければなりません。ところが担当者はその事態に対応することに精一杯で、大局的に判断することが困難になります。

一方、かなり危機的な状況下では時間がなく、即戦・即決が重要となります。このような場合には、一人の信頼できるリーダーが必要で、このリーダーには責任ある立場の管理者がふさわしい。いずれにしても、早い準備にまさる手段はないのです。

## 院長の対応

院長の対応にも二種類あります。自分は全く出ていかないで担当（例えば事務部長）にやらせる方法と、自ら出ていって処理するという二つです。しかし、どちらにも一長一短があります。

病院職員は、やはり院長が自ら出て行って対応することを望んでいます。確かにそのほうが医療訴訟に至る件数も減少します。この病院の場合には、八件から一件に減少しました。また病院内の評判としても、院長自らが表に出て対応に当たるほうが良いに決まっています。

院長としては、対応に費やす時間と心労を考えれば、「高い医療賠償責任保険（年額数百万円）を支払っているのだから保険会社に任せておけばいいではないか」という気持ちになったりもします。しかし、全般的に見れば院長が自ら矢面に立ったほうが良いのは確かです。

事後処置の場合、相手側や、ときにはマスコミから、「急ぎますから早くしてくださ い。至急お願いします」などと言われることが多くあります。病院側としては、「そんなに忙しいのであれば」ということで、できるだけ早く対応しようとします。医療関係者はその点、かたくなに約束を守ろうとするところがあります。

ところが、後から冷静になって考えてみると、「何がそれほど忙しかったのだろう」とふと思うことがあります。マスコミであれば、「今日のニュース」に間に合わせるために急がせたのだということが、だんだん分かってきます。

私もこうした経験を経て分かってきたのですが、ニュースではすでにあらましの原稿はできており、そこにインタビュー記事を挟み込むだけなのです。つまり、急ぐとは「相手の都合」なのです。

医療事故後、責任者による記者会見が行なわれるのが通例です。白衣の院長を真ん中にして、その横には副院長やMRM委員長が座ります。院長が報告し、マスコミ各社の質問を終えると、最後に三人そろって記者団（マスコミの人に言わせると、その背後にいる全国民）に、そろって謝るというパターンになっています。

この頭の下げ方にも指南者がおり、角度は四五度がよく、また机の上に手をついてはいけないとか、視線はどこへやれとか、対応のスタイルがまことしやかに伝えられます。「一度はマスコミの前で頭を下げなければ、一人前の院長ではない」と、妙な慰めをもらったことがあります。しかし、責任者に頭を下げさせるのがマスコミの仕事ではないはずです。ジャーナリストとして、問題の原因をもっと深く掘り下げるのが責務ではないかと思うのです。

重大な医療上の問題が飛び込んできた場合、私は次のように対処していました。まず、直ちにパソコンにその事件のファイルを作ります。書くべき内容は、事件の「時系列的経過」です。次に、大切な事実を項目別にメモ式に書いておきます。時系列的経過は医療上の問題を考えるときに非常に役立ちますし、事実の各項目は具体的に分かりやすく伝えてくれます。こうしたファイルを作っておいたために、後でどれほど助かったか分かりません。

## 医療と法律

### 「医は情」「法は守」

私は一介の外科医であり、法律に関しては全くの素人です。しかし立場上、何回か医療訴訟に関わらざるを得なかったこともあり、また国の被告側証人として裁判所へ出頭し、証人尋問を受けたこともありました。その経験から多少、法律について学ぶこともありました。

考えてみると、「医療」というのはきわめて情動的、感情的、個人的でホットな面を多く持っているということです。一方、医事訴訟における「法律」とは、理性的、一般的、常識的でクールな面を持っており、医療と医事訴訟は最初から両立し得ないものであると思っています。

「医は情」「法は守」とよく言われます。そのため、医事訴訟になると、医療側は法律論的には素人ですから「抜け目」ばかりが目立ちます。それもそのはずで、これまで全く関心をもたなかった別の論理が支配するフィールドで戦うのですから無理もありません。そこで医療側としては、自分の医学知識や経験で武装することになります。

医療側が寝食を忘れるほどに一生懸命治療したとしても、それは当然の業務の遂行として評価されるだけのことです。しかし、医療というのは「動的な流れ」で構成されていて、病気一つ取ってみても、治療法にはさまざまあり、その選択と判断も時々刻々と変化していきます。一人として同じ経過をたどる患者さんはありません。

一方、法律は動的な流れではなく、言わば過去の流れであり静的な時点での論議ですから、その点でどうしても医療とは噛み合いません。

医師にしてみれば医療訴訟に膨大な時間と労力を費すより、自分たちが世の中で必要とされていること、つまり医療の現場にもっともっと時間を注ぎ込みたいのが本音です。

アメリカでは「箸がころがってもSUE（告訴）する」（高山正之、立川珠里亜＝著『訴訟亡国アメリカ』文芸春秋、一九九五）とさえ言われている時代です。日本でもアメリカほどではないまでも、訴訟は頻発しています。

いざ訴訟となれば、医療側は原告側の告訴の論点に一つ一つ対応するのはもちろん、自らのストーリーを作って反論すべきです。なぜなら、訴訟の場では一生懸命行なった自分たちの医療が、一から十まで否定されるからです。医療側の当然の権利として反論すべきです。

## 法律に正義はない

訴訟は決して望むところではありません。しかし、訴訟においてはもはや「医師」対「患者」の関係ではなく、「医療」対「法律」という関係になります。できれば集団として、連帯して医療訴訟に当たるべきです。医療側は裁判に慣れておらず、誰もが裁判所には行きたくないものです。しかし、他の医療機関の医療訴訟の原型・規範・判例にもなるためにも決して逃げてはいけません。

「法律には正義はない。どのようにして勝つかということしかないのである。したがって法律学にはノーベル賞は存在しえない。訴訟（法律）は取り決めで、弱いほうが負ける、証拠のないほうが負けるのであって、正しいものが勝つわけではない。その意味で正義は存在しない」（副島隆彦、山口宏＝著『法律学の正体』ＪＩＣＣ出版局、一九九一）

この事実を知れば、私たち医療者は医療訴訟を受けて立つしか選択の余地はありません。

今後、医療訴訟は確実に増えていきます。これは歴然としています。

実際の医療裁判の場では、医療側は裁判に慣れていないため、患者さん側の練達の弁護士の手にかかれば「赤子の手をひねる」ようなものです。これに対抗できるのは、深い医学知識と多くの専門文献収集と万全の準備、さらに医療側の弁護団との緊密な協力、対策チームの結成にあると言えます。

## 「情報公開」と「個人情報保護」の矛盾

「情報公開」と「個人情報保護」――この二つは基本的には相反するものです。一方で「情報は公開せよ」と迫りながら、返す刀で「情報は守れ」というのですから矛盾します。

「情報の公開」は医療事故多発の折に澎湃として起こった法案であり、「情報の保護」は政治家の資産やプライバシーを守れというところから発した法案と記憶しています。したがって、全く発生母体の異なるものなのです。その両者を法律化しているのですから、つじつまが合わないのは当然です。

国家として両者に忠実・公平であるべきなのは言を待ちません。しかし、現実には国家にしろ、会社にしろ、自身にとって都合の悪いことはひた隠しにしています。過去を見れば、第二次世界大戦における「大本営発表」、近年においてはイラクの「核兵器」

の存在の誤認、また自動車会社の「リコール隠し」といった例を挙げるまでもなく、多くの人が公開された情報が果たして正しいかどうか疑念をもっているはずです。

このような状況下にあって、「すべての情報を公開せよ」というのは笑止の沙汰と言っても過言ではありません。一方、「情報の保護」を国家として掲げるならば、国民の資産を知るべく、国民の総背番号化などはやってはいけないのです。個人に守らせることであれば国家はまず率先して、これを守るべきです。

医療の現場では「個人情報」をどう扱うかについて、二つの法律のどちらを優先させるかで非常に混乱を来しています。

「個人の意志があれば、情報は公開すべきである」という主張と、「個人の意志であれば、情報は保護されるべきである」という主張とは、同一面上で交差しないのです。医療上知り得た情報の守秘はすでに医師法、看護師法などにより定められており、これはヒポクラテス以来の医学の基本です。

にもかかわらず、一方では情報の公開を迫り、もう片方で新たな法律で「個人情報保護は生者にのみ適応される」と言われても、現場としてはどちらを優先すべきか判断に苦慮します。今のところ病院としては、受付に「個人情報保護について」の文章を掲示するにとどめているところが多いようです。というのは、病院側としては「個人情報保護」のほうを、「情報公開」よりも上位において対応しているからです。

個人情報保護のほうが上位なのは、警察からの問い合わせについて、「令状があれば全面的に協力しなければならないが、令状がなく、任意の場合は協力する義務はない。個人情報保護に協力するといいながら、同意を得ずに提供した場合は損害賠償を請求される可能性もあります」（全日本病院協会＝編『個人情報保護Q＆A』第一版　六二）とあるからです。

## 訴訟の現場から

### 「MRSA」訴訟第一号

それは、私が東京大学医学部分院に在職していた昭和六十（一九八五）年の三月のことでした。胃ガンであったAさんに「胃亜全摘術」（三分の二胃切除）が行なわれました。ところが、術後三日目くらいから高熱を出し、米のとぎ汁のような下痢便が出てショック状態に陥ったのです。

検査の結果、Ａさんの便から「ＭＲＳＡ」（メチシリン耐性黄色ブドウ球菌）が検出されました。そこで感染症対策、抗生物質投与、ショック対策、再開腹、腸瘻設置といった数々の治療が行なわれましたが、三〇日後に亡くなられました。後日、Ａさんの家族から民事訴訟が起こされました。これは日本におけるＭＲＳＡ訴訟の第一号でした。

裁判ですから原告・被告があります。原告は患者の妻、被告は国です。まず、準備書面を用意しなければなりません。合計で八通の「準備書面」を作りました。法廷のしきたりとして、この準備書面は誰が作るものなのか分かりませんが、事が医学に関係するものですから、すべて私たちが作りました。

準備書面には必要な箇所に文献を付け必要部数をコピーするのですが、この時文献として重んじられるのは各種教科書です。どうやら「教科書はすべて正しい」と法律家は思っているようです。

無理もないことですが、教科書に載っている知識は、五年前は常識であっても、現在の常識とは異なる場合が多いことを知らないのです。変な話ですが、その場合、本の表紙と奥付けの発行年数がきわめて重要となります。しかし、文献の件に関しては被告側（医療側）に有利であり、原告側（患者側）は文献の収集面では不利です。

裁判官の判断の根拠は、この準備書面に基づいてすべて行なわれます。公判中は鼻毛を抜いたり、居眠りしていたりする裁判官もおりました。後から準備書面を読んで考えるのだそうです。

また、判断の根拠となるのは、事件が起こった当時の医療水準であって、現在の水準ではありません。しかし裁判においては大学病院や大きな指導的病院では当時の医療水準を超えた情報を知っていることが求められます。

法廷の様子は、テレビドラマの中で見かけるシーンそのものです。私は被告側証人として出廷しました。まず宣誓書を読んだ後、被告側の弁護士から質問（主尋問）を受けます。これは証言前に被告側としては十分打ち合わせをしており、落ち着いて答えられます。

問題は、原告側の弁護士による反対尋問です。これは難物で、予想質問を作って答えを考えておくのですが、予想外の質問、それまで全く表出していなかった問題点を質問されたり、果ては証人を怒らせて失言させるような手段を使ってきます。

私は外科の責任者でしたから、重症になってからの第二回目の手術を執刀しました。術後、腹腔内に腹膜炎があるかどうかを検査する※「セカンドルック」の手術と同時に腸に穴を開けてカテーテルを通し、腸に充満しているＭＲＳＡの毒素を体外へ出し、腸内の内容物を排出するために「腸瘻」の手術を行ないました。

原告側の女性弁護士の質問は、この手術に関してでした。

「患者の状態からして、第二回目の手術は不必要だったのではないですか」

「あんたは、その時腹腔内に化膿菌をばらまいてきたのではないですか」

私は医師としてこの最後の質問には耐えられず、あやうく激怒しかけたのですが、「ここで相手の手に乗ってはならない」と自分に言い聞かせ、怒りを押さえました。

「これは少なくとも責任者（大学教授）に対して、いや誰に対してであっても決して行なうべき質問ではない。この弁護士の品格の問題だ」と思い、ひたすら堪えました。

反対尋問の質問にも、なるべく「はい」「いいえ」で答えました。法廷には速記者がいて、すべて記録しています。丁寧に話し過ぎたり、冗長な返事をするとそれを取り消すのには関係者すべての同意がいることになります。つまり、揚げ足を取られることになり、相手はそこを狙っているのです。

裁判中、私は何度となく、原告側に対してお悔やみの言葉を述べたい気持ちにかられ

---

※「セカンドルック」…一回目の手術後、どうしても説明のつかない症状があるため、試験的に再開腹あるいは再開胸して手術野をみること。出血、壊死、穿孔などが見つかって救命できることが多い緊急安全確認手段。

ました。しかし、「なるべく事務的に物事を進めるように」と弁護士から忠告されています。実際、法廷でそのようなことを言ったとすると、言葉の主旨を曲解され、すぐ自分の方に有利にもっていかれるため、言葉には十分注意する必要があります。また、話し始める時にまず「お答えします」といったフレーズをはさむと後が続きやすく、やや冷静になれるようです。

この民事訴訟は、私たち被告側の言い分が認められ、一審で結審しました。しかし、裁判の結果にかかわらず、また当時の医療水準からは不可抗力であったにせよ、それでもなお、相手側の奥さんと子供さんから働き盛りのお父さんの生命を奪ったことになり、今でも決して忘れることはできません。

この裁判の眼目は、胃ガンの手術の後になぜMRSA感染症が起こり、なぜそれを防げなかったかという点にあります。当時はまだ「バンコマイシン」（ペプチド系の抗菌薬で、MRSAの特効薬とされる）がMRSAの特効薬としては承認されておらず、投与法も静脈内注射ではなく腸管内投与のみが認められていた時期でした。また、皮肉にも当時特効薬とされていた「モダシン」（注射用の第三世代セフェム系抗菌薬）が後になってMRSAを誘導する悪者であることが判りました。結局は、当時の医学水準が一番の決め手になったのかも知れません。

## 「内視鏡的切除術」で刑事訴訟

やはり東京大学医学部分院に勤務していた平成二年か三年の頃のことです。患者さんは胃症状で入院し、十二指腸に粘膜下腫瘍が発見され、これに対して内視鏡的切除術が行なわれましたが、その翌日急死されました。家族が病院とよく話をする時間もなく警察に駆け込んだため、刑事事件として扱われることになりました。したがって資料は即時にすべて警察に押収されました。

私は外科の長として事情聴取を警察の取調室で受けました。取調室は周囲が真っ白な壁の三畳くらいの細長い部屋でした。真ん中に木製の机と椅子が二脚あるだけで、あとは何もない部屋です。警官が出口側、私(被疑者)が部屋の奥に座りました。

警官の調書は、まず当方の名前、住所、家庭のこと、その他延々と続き、それを警官が鉄筆で複写用紙に縦書きに書いていきます。本題に入るまでに三〇分ぐらい身上書について述べ、次に事件の聞き取りが行なわれました。聞いては書き、聞いては書きの連続で、そばにテープレコーダーもなく、休憩もありません。最後に私に書いたものを渡し、「これでよければサインをするように」と言われました。

ところがよく見ると文章は警官の文章ですから、当然自分の考えていることとは異なっています。そこでニュアンスを含めて訂正点を出して一応できあがると、「それではサインと捺印を」と言うのです。「待てよ、捺印すればそれで証拠書類だ」と考え、「それでは明日もう一度来ますから、そこで読ませてもらったうえでサインをしたい」と約束して外へ出ました。お茶が一杯出たのが、唯一のサービスでした。午後一時から始まったのですが、終わって外へ出た時には、もう日はとっぷりと暮れていました。

この件は司法解剖となりましたが、その結果も、その後についても当事者には一切知らされませんでした。立件はされませんでしたが、本当のところを知りたいと今でも思っています。

# 医療訴訟対応マニュアル

## 医療事故が起こったら

この項では医療者から見た医療訴訟への対応を紹介しておきます。

（一）すぐに上司に報告すること。

上司は必ず管理者に報告すること。初動がもっとも大切である。

（二）複数の医療者で対応すること。

絶対に一人で解決しようとしないこと。一生懸命治療に当たること。

（三）記録は正確に書くこと。

時系列的に作成すること。記録者のサインを忘れない。記憶の新しいうちに書くこと。それが自分を守る最強の武器になる。

（四）患者・家族への対応は誠実に。

対応窓口は一つにして、責任者と複数の人間が同席すること。記録すると同時に言葉は選んで慎重に話すこと。

## 医療訴訟において重要なこと

原告側に対しては、丁寧な筋の通った受け答えをすること、話をよく聞くこと。どういう点が問題なのか、できれば箇条書きにして整理しておき、面談の最後にまとめて確認しておくことが必要です。一回では済まないことも多いので、次回はその問題点について話し合うようにすると内容が整理され、問題点がよりはっきり見えてくるようになります。

被告側として大切なことは、
（一）個人ではなく、組織で対応すること。
（二）時系列的に起こった事象を整理すること。
（三）証拠をどう集めるか。

がポイントになります。証拠としての医学文献は、現在ではインターネットで多数集積できますが、あえて重要性から並べると、教科書類、薬品の添付文書、各文献の順で、文献では総説、原著論文、症例報告の順です。適当な数を揃え、読みやすいほうが良く、日本語でないものは提出者側で訳しておく必要があります。

裁判や裁判官を念頭において重要性を考えると、
（一）診療行為において起こった結果は、事前に予見できたものであるか。
（二）その結果は、回避できるものであったか。
（三）その当時の医療水準に照らして考えると、その結果は避けえたものであったか、不可避のものであったか。

となります。(三)の医療水準はやや解釈が広くて、その当時の一般医学常識だけではなく、まだ一般常識になっていない最新の知識、例えば大学病院や大きな病院であれば「知っているべきもの」と見なされることがありますから、常に勉強して最新の知識を持っていないといけません。

## 「プレリスクマニュアル」

【話し合いの前準備】

(一)双方の出席者の確認。
(二)患者側の出席者の名前、患者との関係、できれば数名がよい。
(三)病院側の出席者の名前、とくに時間を厳守し、患者側よりも早く会議場所へ入室。
(四)会議場所、座席順(患者側は奥に、病院側は入り口に近く)、飲み物を用意。
(五)一応の終了時間の目安は二時間程度。ただし相当延びることも覚悟して、その後の予定は立てない。

【話し合いの進め方】

（一）出席者の紹介をしてから、患者側の話を十二分に聞く。時どき質問を交えながら、基本的には反論しないようにする。

（二）患者側の話が一段落したら、問題点を整理しながら箇条書きにする。当然診療内容についてが主となるが、その他予後など経過の話にもなる。ほかに医療側（医師・看護師など）の態度の問題、病院の施設や環境の問題、医療費の問題、言葉（セクシャルハラスメントやドクターハラスメント、言った言わない）の問題など多岐にわたる可能性があり、これらをこの時点で一応整理し、患者側が最終的には何を望んでいるのかを相互が分かるようにしておく。予想外のことが大きな問題であったりするので、この整理は重要。

（三）必要なら次の面談時間を約束する。いつでも話す準備があることを伝える。

【病院側の対応】

（一）予め回答を作成。

事前に予め予想される質問内容に対し回答を作っておくこと。

事前に出席者とGM（ジェネラルリスクマネージャー）とが会議を持ち、意思を統一しておく。

病院側の主張すべき点をはっきりし、病院側のストーリーを作っておく。それに関して最近の文献、教科書を数点用意しておく。

（二）出席者は必ず複数とする。
担当医＋部長＋（婦長）＋（事務官）が望ましい。
話す主体は部長（責任者）とする。

（三）録音する。
録音テープは双方で持つように複製する。（相手が認めなければ使用しない）

（四）整理した問題点につき一つずつ話す。
真剣な態度と平易な言葉で、患者側にわかってもらうように話す。
安易に非を認めないこと。場面に応じて話を切り替える。

（五）発言内容を記録する。
出席者の一人を書記とし、発言者・発言内容をできるだけメモする。
その時の態度なども書いておくと、あとで非常に参考になる。

（六）その時、用いた書類・文書等は絶対に相手側に渡してはならない。必要なときには相手側から公式に請求が来るので、それから渡せばよい。

（七）報告。

当日または翌日朝、ＧＭおよび管理者へ報告書を提出する。

ここまで手を尽くしたなら、最終的に訴訟になってもやむを得ません。いずれにせよ、医療者としての誇りを持ち、姿勢を正しく、胸をはってやれば良いので、卑屈になる必要はありません。むしろ、平常心で応対することが肝要です。

# 第五章　医療保険制度と高度先進医療

## 医療保険制度

### 制度の破綻

「医療保険制度」について国民は、もう一度この制度の持つ意義を考えてみる必要があります。その手立てとして、この制度が存在しない事態を予測してみるのが一番いいでしょう。

「医療保険制度」がなかった時代――明治・大正、さらにさかのぼれば江戸時代では、お金のある人は医師にかかれましたが、お金のない人は医師にかかれませんでした。高価な薬が買えないので、そのお金を捻出するために娘を身売りしたという悲話も多く残っています。医療保険制度のない時代は、お金のない人は医療を受けられず、薬も買えずに亡くなっていきました。それを大きく変えたのが「国民皆保険制度」です。

国民皆保険制度が誕生したのは昭和三十六年、一九六一年のことでした。日本国民のほぼ一〇〇%を取り込み、国民全員が保険に加入する制度となっています。この制度はきわめて画期的な良策で、自分が病気をしたときは、それにかかった費用のうちの七割は保険が負担し、残りの三割をその場で自分が負担するシステムです。

医療費を保険費で賄う負担金の上限がなく、高額になってもその分はすべて保険で賄われます。また、一定額以上は自分で負担しなくてよい「高額医療費制度」もあります。この制度は、病気になったとき大変にありがたい制度です。

しかし、この制度を運営維持するためには、当然のことながら国民すべてから月々「健康保険料」として必ずお金を徴収しなければなりません。民間会社の勤務者の「健康保険」および「共済組合保険」「船員保険」「国民健康保険」と名目はいろいろありますが、いずれにせよ国民に保険料を出してもらい、「プール」(これを「キャッシュフロー」という）しておかなければ支払いはできません。

この制度が始まった頃は、制度を利用できる病気の人が少なかったですし、加入者も多いこともあって、プール金は増える一方でした。各保険の組合にはお金があふれ、使い道に困るような状況で、それぞれ立派な保養施設、厚生施設、果ては立派なホテルまで建設したりしていました。本来、プールしてあるお金は、お金を出した国民の医療費に使われるべきものであったにもかかわらず、他の事業に転用している組合も多くあったのです。

ところが、近年、少子高齢化が進むにつれ、プールするための保険料を払い込む人の数が減少し、お金を出す（保険を使う）ほうの人が増加する事態となりました。そのためにプール金はマイナスになり、さらに減少し続け、改善する見通しは立っていません。そこで自己負担を上げ、保険料を上げ、プールから出すお金をなるべく絞り込む政策を取らざるを得なくなったのです。この傾向は今後も好転する見込みはなく、その意味においてはもはや医療保険制度は破綻しているといっていいでしょう。

「年金制度」についても同じことが起こっています。今さら過去にさかのぼってお金をプールしようというわけには行きません。そのために保険料を大幅に値上げする必要に迫られているのです。

改善のためには、例えば、低額一万円以下の医療費の支払いには保険は使えないようにして全額自己負担にする。つまり、車の保険と一緒で、一万円以下は免責にするというわけです。また逆に高額になった場合、半額自己負担するなどの施策が考えられています。そうしないとプール金が底をついてしまうからです。

ところが、これまで国は「病気にかかった時は国民皆保険で国が保証します」と言って保険料を強制的に集めてきました。これは明らかに二律背反であって、国民が納得するわけがありません。しかし、このまま行ったら保険の自己負担率はさらに上昇し、ひょっとしたら、医療費は全額自己負担するという日が到来するかも知れません。

## 保険外併用療養費制度

現在、健康保険の適応範囲内での治療費の七割は、健康保険から医療機関に支払われ、残り三割が患者さんの自己負担となります。しかし、健康保険の適応範囲を超えた治療、例えば新しい抗がん剤や抗生物質による治療などを行なった場合、その費用は保険では請求できませんので、全額患者さんの負担となります。その上、初診も含めたその疾病について、全費用が「自由診療」として患者さんの負担になるというのがルールです。

つまり、保険診療なら最初から最後まで保険診療、自由診療ならすべて自由診療ということです。

このルールですと大きな問題が起こります。保険が適応されない「高度先進医療」(後に述べますが、肝臓移植、心臓移植など)を受けた場合、医療費自体もきわめて高額であることに加え、その他の一切の医療行為も自由診療として扱われ、患者さんは全額を払わなければならないので、負担が極めて重くなります。これを軽減する制度として「特定療養費制度」が昭和五十九(一九八四)年にできました。

「特定療養費」とは、「より高度な最新の治療が受けたい」という高度先進医療や、「設備の整った病室に入りたい」という特別なサービスなどにかかる費用のことで、保険では認められていません。この部分を自己負担(「特定療養費」に当たる)とし、保険診療と共通する部分(診察・検査・投薬・入院料など)については保険の適応を認めるというものです。

その後、この「特定療養費制度」は拡大されてきましたが、平成十八年十月に見直しが行なわれて、名称も「保険外併用療養費制度」となりました。

この新たな制度は、保険給付の対象とすべきものであるか否かについて評価を行なうことが必要な先進医療などを含めた「評価療養」と「特別の病室に入りたい」などという患者側の選定にかかわる「選定療養」に再編成されました。これらの療養を受けたときには療養全体にかかる費用のうち基礎的部分（診察・検査・投薬・入院料等）については保険給付をし、それ以外の特別料金部分については全額自己負担とするものです。

例えば、先進医療を受け総医療費が一〇〇万円かかった場合、先進医療にかかわる費用が二〇万円だとすると、これは全額が患者さんの自己負担となります。残り八〇万は通常の治療と共通する部分として保険から給付されますが、そのうちの三割（二四万円）は自己負担となり、七割（五六万円）が保険から支払われます。結局、二〇＋二四＝四四万円が患者さんの自己負担となり、五六万円が保険から支払われることになります。

「評価療養」の種類

（一）先進医療。

（二）医薬品の治験にかかわる診療。

（三）医療機器の治験にかかわる診療。

（四）薬価基準収載前の承認医薬品の投与。

（五）保険適用前の承認医療機器の使用。

（六）薬価基準に収載されている医薬品の適応外使用。

「選定療養」の種類

（一）特別の療養環境の提供（差額ベッド）。
（二）予約診療。
（三）時間外診療。
（四）二〇〇床以上の病院の紹介状なしの初診。
（五）二〇〇床以上の病院の再診。
（六）制限回数を超える医療行為。
（七）百八十日を越える入院。
（八）ほか歯科関係三件。

これらの療養について言えば、要は混合診療を認めるというもので、国としてはさらに増加させて行くと考えられます。

## 第二の道――「自由診療」

医療費抑制の第二の道として注目されているのが、健康保険によらない診療――いわゆる「自由診療」です。これは要するに、健康保険制度を使わない制度ですから、医療行為についていくら払えばよいかは患者さんと医師との間で決めればよいことになります。昔の医療はこのスタイルでした。現在でも健康保険によらない医師は少数ながらいます。しかし、国民皆保険制度を謳っている国としては制度の破壊に結びつくとして、いまのところ、この「自由診療」を許可していません。

ではどうしているかと言えば、健康保険を使うならすべて健康保険の範囲内で医療を行ない、健康保険を使わない場合はすべて自由診療とし、健康保険の適応は認めないという対応をしてきました。

一般に「価格」は需要と供給で決まります。たくさん需要があれば安くなり、少なければ高くなります。ところが、保険医療機関での保険診療は、どこで受けても原則、同じ金額なのです。価格をいくらにするというルールはないのです。

その理由は、医療は生命にかかわる問題であり、緊急性を要するものであることから、価格の基準がなくまちまちで、金額の多寡（多いことと少ないこと）によって治療内容が異なってしまうことも起こり得ることから、国家が価格を統制しているのです。

健康保険を使わないで「自由診療」を望む背景には、時代にあった「質の高い治療」を希望する人が増えてきたことも理由としてあるのかも知れません。また、生活レベルも豊かになり、国民皆保険制度が施行された時代と現在では実情がそぐわなくなった面も考えられます。

現在の保険医療では、「ここまでの診療しかできません」「この薬は医療保険では扱えません」というような事例がきわめて多いのですが、保険診療で決められている枠内で行なうことになっています。

ですから、「いくらお金がかかってもよいから、よい薬を使ってください」という家族の願いは、保険診療上ではお断りしなければならないのです。基本的に保険医療機関は保険外の医療サービスをやってはいけないのです。

目の前の患者さんの要求に対して、医師が技術的に可能であったとしても、保険制度の制約上できませんので、我慢していただくことになります。例えば、口内炎を最新式のレーザーを使って治しても、保険外として別料金を請求することはできないのです。

## 第三の道――「混合診療」

物事を論議するときには、二つの方法があります。一つはグローバルな大きな見地から見て、小さなことを切り捨てていく方法。もう一つは、極端な特殊例を取り上げて、その場合、どのように対処すべきかを考え、相手を論破しようとする方法です。

前者が総論的、後者が各論的ですが、おおむね総論賛成、各論反対の世界では後者の論議が有力となることが多い。後者の論法を用いて正論をつぶそうとする現象はよく見られることです。

一人炉辺の議論にとどまらず、国の政策決定などにも始終汎用される手法です。例えば、医療資源としてのプール金について、すでにプールの水が枯渇寸前ですから、何とかしてその水位を保たねばなりません。保険料の値上げはそのためです。

しかし、保険料を値上げするにしても限度があります。支払いを抑えるだけ抑えたとしても、第三の収入源（別の水源）を見つけるしかなくなります。そこで一番手っ取り早いのが、患者さんに医療費を持ってもらう――つまり「自由診療」ということとなります。

では、自由診療にした場合、状況はどう変わるのでしょうか。

健康保険からの医療費の支出は当然減少しますので、プールの水は相対的に増えることになります。それはそれで結構なことです。しかし、自由診療（保険外診療）は当然、保険診療より数段値段は高くなります。医師も値段の高い方を指向するでしょうから、自由診療を重視していくことになります。

また、医療側は保険で縛られていた規制がなくなるわけですから、自分の見解にしたがった診療行為ができ、自然と自由診療を行なうことになります。需要と供給との関係で、技量のある優れた医師には当然高い対価を払ってでも診てもらいたいというのが人情であり、それを抑えることは不可能です。その結果、誰でもいつでも診てもらえるという「平等の原則」はなくなり、お金のある人しか診てもらえないという状況になって行きます。

最近になって、政府は第三の方向――「混合診療」を認める方向で検討を始めました。これは健康保険と自由診療を組み合わせた制度です。健康保険の範囲内の分は健康保険で賄い、範囲外の分は患者さん自身が費用を支払う（自由）という制度を取り入れようというものです。

現在、日本の保険医療機関では特定の高度先進医療や医療サービスなどを除いては、保険診療と自費診療をまぜこぜにして行なうことは禁止されています。しかし、今後の医療財政を考えると、ある程度、混合診療も選択肢の一つになると思われます。
医療側としては混合診療を受容するでしょうが、それが不平等にならないようにするのは国、行政の責任です。うまくいかないとき、医療側だけに責任を押し付けるような従来のやり方では医療者は誰も納得しないでしょう。

これまで国や行政は、「我々の知らない時のことだ。条例を決めたのは我々ではない」という常套句で逃げてきた教訓を決して忘れてはなりません。

国や行政は逃げることができたとしても、医療側は逃げることができないのです。これが医療問題についてのもっとも理不尽なところなのです。

逃げ得ないもの——それは人の生命であり、死です。お金の有無・格差で人々の健康や生命が左右されるようなことがあっては絶対にならないのです。

# 高度先進医療

## 「最新技術」の承認

「高度先進医療」とは、昭和五十九（一九八四）年に制度化されたものです。現在、一般の保険診療で認められている診療水準を超えた新しい医療技術の出現や、医療に対するニーズの多様化に対応して「最新技術」と承認された医療のことで、特定の大学病院や専門病院などの医療機関だけで行なわれるものです。

承認されているものに、「生体部分肝移植手術」（小児）など、医科で三六種類、歯科で八種類の医療技術があります。「高度先進」という言葉から、先端的な医療技術を想定しがちですが、実はそうではなく、以下の条件が合っていれば認められている制度です。

（一）治療研究の段階を終え、
（二）安全性、有効性、普及性、効率性などが確立、確保されており、
（三）実用化のメドが立ち、

(四) 保険診療前の段階にあること。

要するに、保険適用に耐え得るかどうかを試されている技術なのです。このため、使用する薬剤、機器、材料などはすべて薬事法の承認を受けたものであることが必要です。この高度先進医療を取り扱うには「特定機能病院」(主として大学病院、各種センター) でないとまず無理と言えます。

以下に「高度先進医療」として承認例を示しておきます。

①培養細胞による先天的代謝異常診断
②重症肥満の外科療法
③人工中耳
④レーザー血管形成術
⑤固形腫瘍のＤＮＡ診断
⑥活性化自己リンパ球移入療法
⑦脳死肝臓移植
⑧心臓移植手術
⑨抗癌剤感受性試験

⑩腹腔鏡下肝切除術
⑪腹腔鏡下前立腺摘除術
⑫家族性アルツハイマー病の遺伝子診断
ほか一一六項目

かつては「高度先進医療」であったのが、その後の症例の蓄積などによって保険医療の適応となったものとして、生体部分肝移植、各種の内視鏡を用いた手術（腹腔鏡下胆囊切除術、胃、大腸切除術など）、体外衝撃波尿路結石破砕術などがあります。これらはすべての疾患に保険適応しようとする努力の一つとして捉えるべきです。

# 第六章　救急医療の実態

## 「たらい回し」はなぜ起こるのか

### 夜間勤務医の絶対的不足

現在、日本においてもっとも必要で、しかももっとも不足しているのが「救急医療」です。なかでも、患者さんにとって一番対処して欲しいものが夜間における救急医療です。自分や家族が、夜間に急に具合が悪くなって不安を抱えながらも病院の玄関にたどり着いたとき、どんなにホッとすることか。想像に難くありません。経験のある方も多いでしょう。まさに「地獄に仏」とはこのことで、このときほど医師や看護師が神様のように見える一瞬はないでしょう。

ところが、かつて日本の医療は夜間の救急に対応せず、患者さんが「たらい回し」にされるケースが多々ありました。その原因は救急体制の不備です。これを「第一次たらい回し」と呼ぶことにします。

「第一次たらい回し」を重く見た行政は、救急医療体制を作って各市町村別に浸透させました。現在行なわれている、各地域ごとに病院・医師会が交代制（輪番制）で休日・夜間の救急患者を診るという方式がそれです。症状の軽い救急患者（一次救急）は、「在宅当番医」（医院・診療所の医師が自宅で診療）と「休日・夜間救急センター」（病院や医院・診療所の医師が出張）で対応することとし、中等症以上（二次救急）の患者は、人手・施設のそろっている「基幹病院」へ行くという体制です。

そのうえで、内科系の救急ならどの病院、外科系ならどの病院、産婦人科はどこそこの病院というように各科ごとに輪番制で割り振られ対応することになっています。

最初のうちはそれなりに実績を上げ、一次から二次救急の半分くらいまでは何とかこの体制でしのげるようになりました。しかし、結局は夜間稼動できる医師の絶対数が不足していて、診療レベルや各科医師の不均衡配分などでうまくいかなくなっているのが現状です。

さらに問題なのが、救急医療に対して支払われる国や地方自治体からの「補助金」です。仕事量に応じて配分がなされていないという不満が常にあります。夜間輪番制に参加しているといっても、それは形の上だけで、実際には患者さんも診ずに「私は専門ではない」ことを理由に断り、地区の大きな病院に最初から任せてしまう医師も病院も後を絶ちません。

すると、そのしわ寄せが二次医療機関の病院にきて、仕事量が倍増するため不満が出ます。「働かざるもの食うべからず」と言う鉄則に反するからです。さらに休日・夜間体制といっても、現実には夜間の時間帯すべてをカバーすることはできません。夜間当直医が絶対的に不足しているので、実際には深夜の午前〇時から早朝八時まで診療休止状態になっています。つまり、この時間帯は「無医村」に等しく、どうしてもその地域の基幹病院がカバーしなければならないのが実情なのです。

医療機関が多数あるところであればこのシステムは機能しますが、少ない地区では一次救急を受け持つ輪番制の医師の数が絶対的に不足していることに加え、医師の業務が過剰となっていることです。すなわち当番医で一晩中眠れなくても次の日は休みではなく、一日中自分の診療（ルーチン）をやらなければならないシステムにも問題があるのです。過剰業務については、五年ほど前、労働基準監督署から不適切と指摘されたこともありました。医師の過労がひいては医療事故を引き起こす誘因ともなり、医療訴訟の増加につながるとして問題となっています。

## 医療事故、医療訴訟が怖い

二〇〇二年九月、岩手県一関市で小児の夜間受診が遅れ、亡くなるという事件が起こりました。また最近では、二〇〇六年八月、奈良県で分娩中に意識不明となった妊婦が奈良県内と大阪府の十九の病院で満床などを理由に受け入れを拒否され、死亡するという事件がありました。

なぜ、このようなことになってしまったのでしょうか――。その理由は三つほどあります。

第一の理由は、救急担当病院であっても、何らかの理由があれば受診を断れるシステムになっていること。第二に、救急担当病院といってもすべての科がオープンしているわけではなく、ある科だけがオープンしているだけなのです。

そして第三の理由が、医療事故、医療訴訟が怖い――。これが本当の理由かも知れません。救急で訪れる患者さんは自分の専門以外の場合が多く、下手に手を出すと訴えられる可能性が高い。特に小児は症状が急変することが多いため、できれば引き受けたくない、「触らぬ神に祟りなし」となってしまうのです。

都区内の消防署の救急車に同乗してみれば分かりますが、救急患者が発生して救急車を要請すると、救急車はすぐに到着し、救急車の中に早く収容されます。しかし、そこから消防隊員、救命救急士が電話で病院に連絡するのですが、なかなか引き受けてくれる病院がない。それが実情です。

この引き受け先の病院確保は昼間でも難しいのですから、夜間はさらに困難となります。現在、大きな救命救急センターがある都市では、そこに運べばよいのですが、救命救急センターは大きな医療圏でも一つと決められています。これではあまりにも少なすぎて、緊急時には役立ちません。ましてや遠隔地では間に合いません。やはり中規模の救命救急センターを多く準備する必要があります。

一般に都市部の救急医療センターには、症状が比較的軽い患者を診る「第一次救急医療」と手術や入院が必要な患者を受け入れる「第二次救急医療」がありますが、上手に運用されている地区は少ないのです。たとえ「第二次救急担当病院」になっていても、何らかの理由をつけて断る例が多いのが実情です。「手が離せない」「ベッドがない」「専門医がいない」等などの理由です。しかし実は、「ベッドがない」といっても、どこの病院でも工夫すれば、二つや三つの空きベッドはすぐにでもひねり出せるはずなのです。

少ない医師数と当直人数で「第二次救急医療」をやっていくことが難しい――それが病院側の事情であり、いまの救急医療の実情を物語っています。

## 深刻な小児科医と産婦人科医の不足

時代の流れとともに日本人の疾病構造も大きく変化しました。三大死因は悪性腫瘍、血管性脳疾患、心筋梗塞となり、結核や脚気などは激減しました。疾病に対応するのが医師ですから、患者数の多い領域を扱う医師が増えるのは自然の成り行きかも知れません。医師のなかにも世の中の風潮と歩調を合わせるように、「楽をしてお金を稼ぎたい」「一生懸命やっても必ずしも報われない」「リスクの大きい診療はやらない」と考える人がいても不思議ではありません。その結果として、専門とする診療科に著しい不均衡が出てくるようになりました。

特に小児医療は成人と比べ、多くの人手と時間と設備を必要とします。しかし、収入は内科や整形外科の五〇％にしかならないのです。その上まれに見る少子高齢化の時代です。子どもの数が減ったことによる収入の減少、不採算を理由にたくさんの病院が小児科を閉鎖しました。

小児科医の過酷な勤務実態が医学生に広く知れ渡り、小児科医の「なり手がいない」という実態も起きています。そのために需要はあるのに、小児科医がおらず小児科を閉鎖する病院も増えています。特に過疎地での小児科医の不足は深刻です。

こうした医療構造は当然ながら救急医療にも多大な影響を与えることになります。実際、夜間救急で一番多いのは子どもであり、少なくとも五〇％以上が小児科です。

産婦人科でも同様な事態が起きています。子どもの出生が減少したため、小児科と同じように不採算に陥り、産科を閉鎖する病院が相次ぎました。これに拍車をかけているのが医療訴訟の増加です。「普通に産まれて当たり前、ちょっと悪ければ医者のせい」とする社会通念の固定化は産婦人科を志す医師や学生の意欲を削ぎ、好んで産科を専門とする医師は少なくなりました。

外科医も同様で、「きたない、忙しい、疲れる」との理由から志望者が減っています。近い将来、外科も小児科や産婦人科と同じような道をたどると私は見ています。

こうした医療構造の変化はすでに一〇～二〇年以上前から予測されていたことです。一〇年かかって壊れたものは、一〇年またはそれ以上の時間をかけないと修復できません。今からでも歯止めをかけておく必要があります。

# 救急医療の解決策

## 「三次救急センター」の設置

では、どうすればいいのかでしょうか――。

結論から言えば、現在、ほとんどの市町村では輪番制の「一次診療所」――つまり「休日・夜間救急センター」と「二次救急病院」の体制を作っています。その医療圏に高次の医療ができる「三次救急センター」を作って、それを共同利用できる方式にするのがもっとも現実的な方法だと思います。

医療圏とは、地理的条件、交通事情、日常生活圏、保健所等の行政区域および医師会圏域など、広く保健医療サービスを提供する区域のことを言います。つまり、現在、各病院でやっている二次から三次の救急医療を一つのセンターにまとめるようにする。そして、そのセンターは、医療面では公立・私立の別なく「基幹病院」が中心となって運営することとし、財政面では各市町村がマイナス分を負担するという「ＰＦＩ」（Private Finance Initiative＝プライベート・ファイナンス・イニシアチブ）スタイルを取ればよいのです。

一九九九年七月、我が国でも「ＰＦＩ推進法」※を公布し、民間主導による公共事業を推奨しています。主として基幹病院が医療スタッフを派遣し、運営資金は国と各自治体が負担する。つまり、二十四時間オープンしている「三次救急センター」を一つの医療圏が集まって運営するという方式です。そのためには、いまある「各県に救急病院を何ケ所しか置かない」という規制を外す必要があります。

この方式を早期に取り入れ、一つの医療圏に三次救急センターを設置し、運用を義務

※「ＰＦＩ推進法」…「民間資金等の活用による公共施設等の整備等の促進に関する法律」のこと。イギリスが導入している民間資金による社会資本整備の手法（プライベート・ファイナンス・イニシアチブ）を真似たもので、公共施設には道路、空港、港湾から公園、病院などの医療施設、ごみ処理施設などあらゆる施設が対象となっています。

づければよいのです。各病院から医師、看護師を派遣すれば済むわけですから、地域連携、人員の活用、夜間人員の削減など大いに期待できるはずです。

入院患者に対しては、このセンターにベッドを設けても良いでしょうし、基幹病院に戻しても良いでしょう。つまり、日本中にこのスタイルの施設をたくさん作り、その医療圏で発生した救急患者はできるだけその医療圏内で完結できるようにするのが現実的です。

そのための人材は各病院から派遣することとし、経費の不足分は都道府県からの補助金で賄うことにする。その代わり、救急患者はそのセンターに行けばいつでも治療を受けられるようにすべきです。

# 第七章　病院経営の実態

## 危機的な病院経営

### 病院経営の問題点

いま、病院経営は危機的状況にあります。

理由の一つは、病院そのものが「現在まで行なってきた経営」では成り立たなくなったことです。事実、「全国自治体病院」（一〇七四病院）の七割弱が赤字経営です。黒字病院といっているところも、実際には地方自治体の一般会計からの相当な額の繰り入れにより、数字上黒字になっているのであって、これを除けばほとんどの自治体病院は赤字病院に転落します。度重なる診療報酬の引き下げも当然赤字の要素に入っています。

もう一つは、非営利を掲げてやってきた病院に「産業」としての経営原理を持ち込んだことです。

ではなぜ、「現在まで行なってきた経営」ではやっていけないのか――。

その背景として、患者の自己負担増や薬価差益の減少、経済不況といった医療構造の問題と経済的な要因があります。そうした要因が病院経営を圧迫していると言えます。

ではなぜ、病院経営に産業原理を持ち込むことになったのか――。

産業原理とは市場原理とも競争原理とも言います。「各病院間に競争原理を持ち込んで競わせれば、自然と悪い病院は淘汰され、サービスも改善するだろう。患者の選択肢も広がるだろう」という論理です。しかし、これを取り入れている唯一の国であるアメリカでは、すでに破綻が始まっています。（李　啓充『市場原理が医療を亡ぼす　アメリカの失敗』医学書院、二〇〇四）

病院経営を「産業」として捉えれば、これまでの病院経営は「抜け目」だらけでした。まず、「どんぶり勘定」のところがたくさんありました。健康保険制度では、適切な請求であれば各保険者（国民健康保険、船員保険、国家公務員保険、私学保険など）から請求点数分の診療報酬が一ケ月遅れで医療機関に払い込まれます。また、患者さんの三割の自己負担金は、日々病院の窓口で支払われます。この点からいうと、「日銭が入る」ため自転車操業も可能で、収入・支出だけチェックしていれば済むようなところもありました。この傾向はとくに官公立の病院に強く、「親方日の丸」病院と揶揄されていました。つまり、まったくあるいはほとんどと言っていいほど「経営感覚」がなかったのです。

## 企業的手法と医療の精神の齟齬

そこで、経営効率や人件費、資本投下に「企業的」な手法を入れることになりました。日本の社会は、これまでの「年功序列制度」から「成果主義」（performance-based pay system）に変換しつつあります。こうした変動は医療においても起きています。例えば「目標管理制度」（goal-oriented management）の導入です。これは一年先の目標をあらかじめ設定しておき、それに到達すれば合格、到達しなければ不合格とするものです。つまり、到達目標を大幅に上回ればボーナスを支給し、昇任させる。反対に大幅に下回れば、左遷か減給か解任するというものです。

一見、実力主義でよさそうに見えますが、これはあくまでも金儲けの思想です。この制度を導入した商社が崩壊するという現象も起きています。

医療にこの「目標管理制度」を導入したメリットは、各医療者が経営感覚を持つようになったこと、医療資源を無駄遣いしなくなったこと、医療そのものが日本経済の中でどういう地位を占めているかが分かって経営をしていけるようになったことです。

市場原理は最終的には、「モノ・金」を対象にしますが、医療は「生命」を対象にします。それゆえ、この傾向が進むと医療の目指すものが変わってきます。これは大きなデメリットになります。産業としての病院経営が「医療の精神」を損なうようなことがあってはならないのです。医療の目指すものが「生命」から「金」になることは、医療の精神に反します。なぜなら、生命を商売の手段とすることになるからです。医療においては、生命は目的であり、手段ではないのです。これは教育も同じです。

## 「医療は儲かる」時代は終わった

なぜ、これほど病院経営が逼迫してきたのでしょうか——。

一つには、経済そのものが低迷していることにあります。そのしわ寄せが非生産部門の医療に来ているといっていいでしょう。医療はモノを作り出す産業ではありません。生産性のある企業ならば、作ったモノが売れれば売れるほど収益が上がり、経営は楽になるでしょう。

しかし、医療のような非生産性産業はそうは行きません。患者さんが多く来てくれればそれなりに収入は増えますが、診療報酬の点数が一定で抑えられていますから、当然限度があります。「支出」としては、施設の整備もしなければならないし、ＣＴ、ＭＲＩ、血管造営装置といった何億円もするきわめて高価な最新の医療機器も用意しなければなりません。その結果、スケールメリットが受けられる大きな病院ほど経営が楽で、小さな病院は経営が逼迫し、やがて立ち行かなくなって倒産するか、合併するかということになります。

「そんなことは当然だ。市場原理からすれば経営の成り立たない病院は消滅すべきだ」――という議論も当然あるでしょう。病院がいくつもある地域の場合はそうした議論も成り立つかも知れません。代わりがあるからです。しかし、その地域に一つしかない病院が消滅したらどうなるでしょうか。考えてみたことがありますか？　それでもなお経営がうまく行かない病院は消滅すべきでしょうか？

はっきり言えば、大部分の病院は赤字です。構造不況のあおりを真っ向から受け、もはや「医療は儲かる」という時代ではないのです。

ある調査によれば、赤字の病院は六七・四％（平成十七年・全国公私病院連盟調査）にのぼると言われます。平成十八年の医療費改定はマイナス三・一六％で、さらに赤字病院の数は増えると中間統計では予測されています。全国に一〇七四ある自治体病院でも、繰入金が五二三五億円で赤字額は一三一七億円（平成十六年度）で、平成十七、十八年度はさらに赤字額が増加すると予測されています。

## 「病院経営」のカラクリ

病院には国立病院、自治体等の公的病院、医療法人、その他がありますが、私が以前在籍していた三病院（公的病院）の経験から言いますと、普通に経営していたのでは赤字は免れません。

「ではどうして病院経営が成り立っているのか」――。

それは「補助金」というカラクリがあるからです。公的病院はその地域にはなくてはならない病院と見なされていますから、国・地方自治体もつぶれてしまっては困ります。

そこで「一般会計」から、地方交付税による「補助金」を各病院に注入しています。この額は一ベッドに付きいくらと決まっていて、それでやっと息をついているのです。しかも、それすら毎年減額されてきています。

内部的には「増収」と「支出の抑制」に尽きます。支出の中でも「人件費」の占める割合が大きく、五〇%を超えるとその病院は危ないと言われています。こうした対策によってかろうじて倒産を免れている。それが実情です。

「補助金」を除いて黒字経営をしている病院はほんのわずかです。現在私が在籍している「都留市立病院」は、平成十七年度決算で二億二〇〇〇万円の黒字でした、しかし、「補助金」が一億八〇〇〇万円でしたから、実質黒字はわずかに四〇〇〇万円に過ぎません。この程度の黒字でも話題になるほどで、平成十七年度の「全国自治体病院協議会」から「優良病院」として表彰されたくらいです。しかしいつ赤字に転落してもおかしくありません。

民間の「個人病院」「医療法人」の経営はもっとシビアだと聞き及びます。公的病院のような「補助金」の制度がありませんので、鉛筆一本、紙一枚にも徹底して無駄を省いていると聞いています。ただ、公的病院と違うのは「自分」(理事長・院長)ですべてを決めることができ、実行できることです。この利点をどう生かすか――。その手腕が経営を左右すると言えます。

診療所、クリニックでも事情は同じです。昭和五十九（一九八四）年には入院施設のある診療所（「有床診療所」という）が全国で二万六五〇〇施設ありましたが、平成十七（二〇〇五）年では一万三五〇〇施設と激減しました。「病院は入院機能、診療所は外来機能を重視する」という厚生労働省の機能分化の指針もあり、「無床診療所」が増加しています。「診療所がベッドを持つと経営上マイナスになる」ということから、現在では、ほとんど「外来」だけの診療となっています。「かかりつけ医」「プライマリ・ケア」のメリットを生かしたり、特化した診療科目を前面に出したりするなど、それぞれ工夫しています。

## 「病院」の存在価値

万策を講じてもなお、病院の倒産は続いています。厚生労働省の統計（平成十七年度）によれば、一般病院は平成二（一九九〇）年の九〇二二施設をピークに減り始め、平成十七（二〇〇五）年には七九五二施設となり、減少が止まりません。この傾向は、さらに続くと予想されています。その主な理由は、設備投資が多額なこと、少子高齢化に伴う患者数の減少、医療費の抑制政策です。

「病院経営危機」の原因を突き詰めて行くと、「病院」の存在価値の問題に行き着きます。「医療」を国民の福祉、健康の増進、生活の保護・救済と捉えるか、それとも医療もまた一つの「産業」として捉えるのか――。

前者は日本が明治時代以降、綿々と取ってきた政策であり、後者は最近になって台頭してきた産業原理にもとづく利潤追求の考え方です。今日、すでに日本の医療は産業原理を取り入れており、「悪貨は良貨を駆逐する」状況にあります。初めに「もはや『赤ひげ』は存在し得ない」と言ったのはこのことです。

# 私の病院経営論

## 累積赤字五〇～七〇億円

ここでは私が実際に体験した病院経営について述べてみたいと思います。

私が病院経営に携わったのは、大学を定年退官後の平成九年四月、神奈川県のある公立の病院長に就任したときが初めてでした。それまで国立大学（東大病院）の分院長としての経歴はあるにしても、病院の経営にはまったくの素人でした。

就任した先の病院は八五三床あり、年間赤字が二～五億円、累積赤字が公称二〇億円ということでした。あとで詳しく述べますが、実際には五〇～七〇億円という想像を絶する金額が累積赤字として残っていたのです。

この状況にどう対処したか――。

「経営は事務部長の仕事で、病院長はその上に乗っていればよい」

それが前院長からの伝言で、経営についての引き継ぎは何もありませんでした。しかし私は、「自分の目で見て、自分で考えよ」という姿勢を取りました。就任してから三ケ月間は、院内のすべての場所、施設、人を見て回り、そのうえで経営に取り組むことにしました。就任して二ケ月たったころ、事務部長が交代することになり、次の事務部長とのコンビで新たに経営を始めることになりました。

最初はきわめて単純に、「入るのを増やし、出るのを制限すれば良いのだろう」と思っていました。「入ってくる金」「出て行く金」その差が「たまってくる金」になるのだ、とごくごく単純に考えていました。つまり、家庭の家計簿と同じように、入るお金があり、出て行くお金があり、財布に残るお金がある。財布にたくさん残っていれば、その経営は「黒字」であり、残っていなければ赤字であり、借金をせねばならないという考えです。

すると、新しくやってきた事務部長が笑いながら、

「それは単式簿記の世界です。経営は複式簿記の世界ですからそう簡単ではないのです」

と言って、貸借対照表による複式簿記は、そんなにやさしいものではないこと、色々な要素——例えば、減価償却、借入金、返済金など、複雑な計算が必要なことを説明するのです。

## 中身が分からない貸借対照表と収支計算書

私は単に「財布の中身」がいくらあるかを知りたいだけなのですが、実に摩訶不思議なことに貸借対照表や収支計算書などからは、財布の中身がすぐには分からないようになっているのです。ほとんどすべてが前年度との比較が中心になっていて、医学をやってきた私にはチンプンカンプンのことばかりです。「たまってくる金」がたくさんあれば、それが一つのバロメーターだと思っていた私の考えは、目の前でいとも簡単に崩れ去っていくのでした。

そうこうしているとき、「キャッシュフロー」(財布の中身)に基づいた経営が一番危険度が少ないと主張する『キャッシュフローで見る経営学』という本が出たので早速買い求めて読んだのですが、これがまたよく分からない。そんな悪戦苦闘の日々が続きました。

「やはり、経営というのはそんなに簡単ではない」――そう気づくのにそれほど時間がかかりませんでした。

私が考えていた経営観は「単式簿記」の世界のことであり、「複式簿記」の世界では金銭の出納にも「損益計算表」「収支決算書」その他たくさんの様式があって、年間の損益計算表を見ても、「財布の中身」が分からない仕組みになっているのです。これは実に驚くべき発見でした。

例えば、年間決算で大幅プラス（黒字）となったとします。普通に考えればプラスになったお金はどこかに実在するはずです。現金もしくは銀行の定期預金、あるいは不動産として残っているはずです。そう考えるのが一般的な感覚です。

ところが複式簿記の世界では、そういうお金は全く実在しないのです。俗に言う「勘定合って銭足らず」で、計算は合っているのに現金が足りない。そういう事態がすぐに起こりうるのです。

このへんが複式簿記らしいところで、操作しだいで計算はいかようにでもなるらしいのです。こうなると、もはや私の手には負えません。

ところが、『犬と鬼――知られざる日本の肖像』（アレックス・カー著、講談社、二〇〇二）を読んでいて、私の抱いていた直感は正しいということに気づきました。そこにはこう書いてあったのです。

「外国の金融システムは一般にキャッシュフローに基づいているが、日本の場合は『資産評価額に基づく』というユニークな金融システムをとっています。これを簿価会計といい、株式や不動産は売却するまで購入価格で処理されることになっています。

したがって、バランスシートでは損失や負債を合法的に隠すことができる」

日本の会計の基本はすべて購入時の価格で計算するシステムになっているのです。例えば、土地で言えば購入後、大幅に値上がりしても購入時の原価で計算するから、その分は膨大な利得となる。いわゆる「含み益」です。もし仮に土地が値下がりして、膨大な損失を招いても、それは計算上、購入時の価格としてしか表面に出てこない。これが「含み損」となるわけです。

このシステムでは、悪く言えば帳簿上の操作が簡単にでき、収支を合わせることなど容易にできてしまう。さらに怖いことは、これら「含み損」「含み益」は、一朝事あるとき以外には表面に出ることはなく、誰にも知られず「冬眠」しているということです。別の表現をすれば、「時限爆弾」を抱えて眠っているようなものです。

資産の評価だけではなく、「減価償却」の額を少なくすれば、あるいは払うべき借金を後送りすれば簡単にマイナスの収支が逆転してしまう。容易にプラスにすることができるのです。

そのうえ、会計担当者が在任中に同じことを繰り返している間はこうした真実は表面には出てこない。しかし、担当者が代わったり、院長が代わったりするとそのマイナス分が一挙に噴出してくることになります。しかも、その責任は前任者にあるのではなく、現在の担当者の責任になるというのです。

こうしてみると、日本という社会は何とも奇妙な国ではないか――。「ごまかし利得」で帳尻を合わせ、「あとは知らない」と言っていればいいのだから……。「キャッシュフロー」に基づく経営をやっていれば、その日のうちに経営状態が把握できるというのにそれをしようともしない。ここに至って私ははっきりと「キャッシュフロー」(財布の中身)を重要視することにしました。「キャッシュフローがしっかりしていれば物事はうまく流れていく」――そう決めたのでした。

## 徹底した収支対策

さて、この公立病院の負債はどのくらいあるのだろうか――。公称は累積二〇億円です。ところが実際には、これに病棟を半分建て替えた時の負債が五〇億円残っていました。この五〇億円は年間五億円で返す計画でしたので、そこでまず考えたのは年間のランニングコスト負債の二〇億円を減らそうということでした。

私が就任する以前の一〇年は、単年度会計ですべて赤字でした。私に回天動地の秘策があるわけではありません。できることは「入りを増やして出ずるを制する」という明快なものでした。

そこで、収入面での対策として、まず正当に診療報酬として加算してよい項目（看護加算、紹介状加算、褥瘡加算、感染症加算、ＩＣＵ加算など）はすべて取れるようにする。レセプトの査定減を減らす。特に検査項目の記載もれをなくすようにしました。「レセプト」とは、病院から保険者に提出する「請求書」のようなものです。これに基づいて診療報酬支払基金から、一ケ月遅れで病院にお金が払われるシステムです。一般的には全額支払われるようなことはまずありません。支払基金側はいろいろなクレームをつけてきます。例えば、食事がとれていれば点滴はカットするとか、薬の使用法が違うとか、検査の項目・回数が多いとか、ありとあらゆるところにクレームをつけてきて、減点します。これを「査定減」と言いますが、多いときには月に一〇〇〇万円以上、普通でも一〇〇万円の単位で査定減が来ます。この分の対価はどこにもありませんから、自分で背負い込むしかありません。病院からの持ち出しです。「査定減」を減らすことは、大切な収入を増やす手立てになります。しかし、一定限度以下に抑え込むことはまず不可能です。

## 「透明性」がカギ

一方、支出の減少対策としては、節電と節水を徹底しました。また、同一効能の薬品は種類を限定し、新薬は原則として前の薬の交代でないと認めないことにしました。さらに、医用材料のバーコードの管理を徹底しました。医用材料は安いものから、心臓カテーテルのような一本二〇～三〇万円もするものまで、多数あります。常時使えるようにいろいろな場所にストックして置くのですが、いつのまにか貯まり貯まって、在庫が過剰になってしまいます。これを防ぐためにカテーテル購入時に、一本一本にバーコードをつけて、その所在を明らかにしたのです。

それと、超過勤務時間のチェックを徹底しました。

「塵もつもれば山となる」です。その結果、最初の単年度は七千万円ほどの黒字に転換することができたのです。

「何だ、予想外に簡単じゃないか」――。そう思ったとたん、「好事魔多し」。隠れていた負債が出るわ、出るわ。わんさと出てきたのです。減価償却費の過小見積もり、薬品費・医療材料費の前借り……。合わせて負債は累積赤字の二倍、四〇億円でした。

私はそのとき、事務部長、会計課長、業務課長、用度課長の四人を集めてこう言いました。

「収支がマイナスと出てもよい。ただ、ウソはつくな」

それから私は毎週、事務部長ら四人と集まって協議することにしました。まず、減価償却費の計算をしっかり行ない、正当な額を計上することにしました。その結果、二年かけて薬品費、医療材料費を六ケ月まで前借りしていたものを三ケ月にまで縮めることができたのでした。

職員向けには、「当院の経営をどう改善するか」という院内シンポジウムを三回開きました。最初のシンポジウムは、管理者から基本方針の説明をし、二回目、三回目は各部署から改善案を発表してもらいました。当院の置かれている状態、明瞭な会計収支状況を分かってもらうためです。その際、基本方針として職員の「首を切らない」ことを申し合わせました。もし、そうせざるを得ない場合は、「最後の最後」であることを伝えました。

その後、二年間で赤字分は解消しました。事情を知らない人たちからは、「いくら経ってても黒字にならない」と、面と向かって痛罵されましたが、最後の二年はかなりの黒字を出しました。こうなるにはさまざまなファクターが絡み合ってよい結果につながったのだと思いますが、強いて言えば、職員全体が危機感を共有してくれたこと。それがもっとも大きかったと思います。つまり、透明性です。そしてできることをやったら、後はあせらず待つ。その姿勢が大切です。

現在、この公立病院は年間数十億円の黒字となっていると聞き及んでいます。私の経営改善の手法が少なからず成功に寄与したのではないかと、心ひそかに思っています。

## シビアな「経理」が必要

結局のところ、病院経営を立て直して黒字にしようと思ったら、「入り」（収入）を増やし、「出」（支出）を抑えればいいのです。簡単明瞭なことです。まずは材料費、光熱費、水道代など支出の項目を一つ一つ見直して、それを節減すること。その上で人員を整理するなり、給料を安く抑えて人件費を抑えればいいのです。人件費は多い病院では六〇％を超えていますので、これを抑えると相当な増収にはなります。いわゆる「リストラ」は簡単できわめて有効ですが、私の場合、結局部長一人だけ別の病院に移ってもらっただけでした。「甘い」と言われるかも知れませんが、リストラした後のことを考えると、病院にとってプラスに働かないと判断したからです。

ところが、実際には目に見えないところに大きな支出が隠れていることがあります。

例えば、支払の先延ばし、減価償却費の過少計上、果てはバランスシートの帳尻合わせ等々です。この隠れた支出が表面化してくるまでには、かなりの時間と明哲な読みが必要となります。そのためには全体を俯瞰できる有能な事務長の存在が絶対に必要です。さらに損益計算書、収支決算書を毎月出させるのと同時に、キャッシュフローの多寡が非常に参考になります。前記の二つは前年度との比較で出されますが、現時点のキャッシュフローで捉えるのがもっともよかったように思います。

そうはいっても、医師は経営には慣れておらず、実務的に甘いところがあります。「原価という概念すら十分に理解されていない。経営戦略を立てることもできない」そんな指摘すらあることも承知しています。その意味では医療界とは無関係なシビアな経理担当者が必要かも知れません。

その場合、企業家が適任かと言われれば、私は「それは絶対に違う」と思うのです。「医療にも市場原理を導入せよ」という論理は分かります。医療を「産業」(企業)として捉え、利益を最優先に考えるなら、この論理は正しいと思います。徹底した効率化の下で、とことん人員を減らし、儲かることだけに資本を集中させ、儲からない部分は切り捨てればよいからです。

果たして「医療」を国民の福祉、健康の増進、生活の保護・救済と捉えるのか、それとも医療もまた一つの「産業」として捉えるのか――。私は再び深いジレンマに陥ってしまうのです。

## 「費用対効果」の医療

先般、ある新聞に次のような投書が載っていました。

「戦後の医療は、安い値段でだれでも治療を受けられるという意味で大成功したシステムだ。その反面、医師の技量が一律に扱われる悪平等が医師、病院の間にまん延する結果を招いた。一流の医療サービスには一流の値段を、三流の医療には三流の値段というように市場原理で自由に価格を決められるようになれば、つぶれる病院はつぶれ、研鑽（けんさん）し技術向上に努力している病院は経営も安定し、ますます栄えることになるはずだ。

費用対効果をすっきりさせた透明な医療制度を目指すのか、不透明で問題があるが、多くの人が平均して二流のサービスを受けられる今のシステムを変えないのかは、国民の選択だ」（日本経済新聞・平成十三年八月十六日）

この一文を読んで私は深く考え込んでしまいました。最初に感じたのは、この文章を書いた人は本当に経済人で、しかも「病気になったこともなければ、家族が病気になったこともない」人だろう、ということでした。

そこで仮説として、私なりに医療を産業とした場合のモデルを描いてみることにしました。

ある経営者（一つの企業）が、「病院」という立派できれいなホテル並みの建物を作り、病院経営に乗り出したとします。いかにも瀟洒で、日当たりもよく、敷地が広くて環境は申し分ありません。医師、看護師、コ・メディカルといったそこで働く医療スタッフもみな優秀で、医療技術も接遇もサービスも申し分ありません。こうした病院をいくつも作り、チェーン化して、患者さんを受け入れます。もちろん送迎付きです。「市場原理を取り入れた顧客満足度の高い医療の実践」――それが病院のモットーであり、集客力となります。

経営者は徹底した効率化を図るでしょうから、勤務する医療スタッフはすべて契約社員（パートタイマー）とするでしょう。人材派遣会社から派遣されてくる彼らはみな有能で、技術的にも秀でた人たちですから、待遇もよく給与も高くなります。

しかし問題はこの先にあります。彼らはみな契約社員ですから、契約が終わればまた別の病院に行くことになります。二回目以降の入院のときは、おそらく以前の担当医も医療スタッフもいないでしょう。しかしそこは電子カルテという強い味方がいて、前回の入院時のことはすべて分かっているのでまったく心配ありません。まして、無駄な検査や治療をすることもありません。いわゆる医療ミスも少ないでしょう。

まさに「至れり尽くせり」です。しかし、医療費用は非常に高い――。あなたならどうしますか?

## これからの病院経営指針

将来的に見れば、医療に競争原理が働くことはある程度やむを得ないと思います。ただ、すべてをお金に換算してしまうような競争原理には反対です。心に余裕がなくなり、ギスギスしてきます。新興団地のそばに開業予定の医師が、ベランダに干してある布団を数えて、「みな一万円札に見える」と言いました。駅の改札口を通る人の波を見て、いくらいくらと計算した医師もいます。ここまで行くと行き過ぎでしょうが、しかし最小限の経済知識は医師も持つべきです。

これからの病院経営の指針としては、基本的には収入を増やし、支出を減らす方策に尽きますが、他にもいろいろなテクニックが考えられます。例えば、収入を増やす方策として、看護師の充実による「看護加算」の増加。支出を減らす方策としては、人員整理、物品管理、無駄を省くなどがあります。行為別収入統計、患者動向、科別の統計などは当然考えられるところです。

大きなところでは、キャッシュフローによる財政・収支のチェック、薬品代・医療材料代への気配り、減価償却費のチェックなどがあります。さらには、その病院の将来展望、院長自らの取り組み、病院職員の能力の再点検と有効使用、職員の経営意識の向上、院内の問題の透明性といった大局的な視点をもつことも必要です。公的病院ならば、近い将来、地方公営企業法の全部適応化か地方独立行政法人化のいずれかが取るべき道となります。

都道府県市町村から派遣されているいわゆる「公務員」は、大多数は不要です。より病院の事情に通じた人、長年にわたって勤務してくれる人を配置すれば、大部分の公的病院は少なくとも「繰入金」を入れればプラスになるはずです。うまくいけば、繰入金なしでも運営できます。

はっきりいえば、経営にシビアな院長は「悪口」ばかり言われ、経営にいい加減な院長は悪口を言われない「良い院長」か、いるかいないか分からない院長です。嫌なことには首を突っ込まない院長は、経営を破綻させるか少なくとも悪化させます。

## 病院長の役割

### 「医師の確保」

病院長の役割は、病院の健全な経営と円滑な管理・運営にあります。しかし、実際には病院長の仕事というのはそれにとどまらないのです。

「病院職員の確保」――これが病院長のもう一つの大きな役割です。病院も組織であり人によって構成されています。医師、看護師を始めとする病院スタッフが優秀な人材によって構成されるのが理想です。

まず、第一に「医師の確保」――。医師の絶対数が足りないと、必然的に患者さんを診療したくても診療できませんし、入院ベッド数も減らさなければなりません。これは病院としては大きなマイナスとなります。

次に、「良い医師の確保」です。本来から言えば、良い医師の確保こそ最優先されるべきです。しかし実際には、そう都合よくいくことは絶対といっていいほどないのが現実です。

では、「良い医師」とはどんな医師か――。

はっきりした定義はありませんが、やはり「評判の良い医師」ということになります。当たり前と言ってしまえばそれまでですが、結構これが当たっているのです。

この「評判の良い医師」を確保するのは、実は大変なことなのです。良い医師はどこに行っても評判がいいですから、より条件のよい、より待遇のよい、よりアクセスのよい都市近郊の病院に「ヘッドハンティング」（人材スカウト）されることが多いのです。もしくは大学に戻ってさらなる研鑽を積んで能力を発揮したり、外国へ留学、流出する可能性が常にあります。

もちろん、病院長としてはこうした優秀な医師を輩出することは慶賀すべきことであり、医師の成長過程としてやむを得ないことと承知していますが、病院としては痛手です。本音を言えば泣けてきます。病院としては良い病院、特徴のある病院を目指し、その医師に長期間いてもらえるように努めるしか方法はないのです。

第二に、良い医師、優れた医師を集めようとしたら、まず自分の病院を魅力的なものにしなければなりません。

「魅力的な病院」とは、「患者さんが多い」「良い症例がたくさんある」「名の知れたステイタスのある病院」「待遇がよい」「雰囲気がよい」といったことが挙げられます。

「魅力的な病院」の最大の要因は、「病院長の人柄」と「実績」にあります。「病院長の人柄」が病院の魅力を左右する――。そういっても過言ではありません。

過去、「魅力的な病院」を作り上げた方々をみると、ほとんどファナティック（狂信的）なまでの熱情と努力がありました。自分の病院が他の病院と比べて、どこが、どのくらい優れているか。自分の病院に就職すると、どのくらいメリットがあるか――。このことに心を砕き、最大の努力を払ってきたのです。

## 必ず「面接」する

「病院職員を確保」するもっとも手早い方法は、元在籍していた大学の教授、後輩、知り合いなどに頼むことです。それがままならないときは、その地域を牛耳っている大学へ人材派遣を頼みに行くことになります。そのとき絶大な効果をもつのが日本流の名刺外交です。旧肩書きがものをいいます。残念ながらこれが日本の医療界の実態です。

もう一つに、雑誌やインターネットで求人する方法があります。看護師、検査技師などは、人数が多いこともあって比較的集めやすいのですが、求人広告に応募してくる医師は、はっきり言ってあまり質がよくないことが多い。フリーター医師はそれなりの理由があってフリーターになっていると言われますが、やはり信頼のおけるしっかりした紹介者があったほうが安心と言えます。

私は医師を採用する場合、どんなときでも必ず面接することにしています。「短時間の面接で何が分かるか」と思われるかも知れませんが、かなりのところまで分かります。一番大切なのは医学に対する熱意と向き合い方、それと人間性です。あとは態度と言葉と目（視線）です。

最初に部屋に入ってきたときの印象＝ファースト・インプレッションが大事です。キーポイントは「笑顔」です。笑顔を見れば、その人の性格が分かります。そして、「あなたが医者として一番大事に思っていること」を聞きます。その答えを聞くだけでも、医師としての人格が現れてきます。

フリーター医師の場合は、より厳しい採用基準をクリアさせておく必要があります。そうしないと、あとで困った事態になることがあるからです。「フリーター医師」と一括りにすることは人間的にも申し訳ないのですが、いざ勤務してみると、時間を守らない、患者さんとケンカする、ひいては病院全体の医療の質が落ちるといった欠点が目立ち始めることがあります。いったん採用してしまうと、なかなか辞めて貰うわけには行きませんので、苦労します。もっとも懸念されることは、病院としての評判が落ちることです。そうならないように、「面接」は短時間でもやる必要があるのです。

## 「診療科の増設」

もう一つ、病院長の役割に「診療科の増設」があります。

病院には基本となる診療科があります。「内科」「外科」、基本的にこの二つの科を中心に併設の診療科を増やしていくことになります。

では、「どうやって診療科を増やしていくか」——。あくまでその病院の身の丈に合ったものであることが大切です。決め手は、患者さんからの要望、地域性、収益性です。これがクリアできたら、やはり大学病院のその科へ医師の派遣を頼みに行くか、自前でコネを使って探すことになります。公募する場合もあります。

## 「苦情」や「いやがらせ」への対応

さらには、病院長の仕事として「苦情」や「いやがらせ」への対応があります。そうした対応には腐心します。

病院長だったとき、よく「院長宛」の手紙がきました。手紙は大きく分けて、

(一) 差出人の名前が書かれていないもの（無記名）。
(二) 差出人の名前は書いてあるけれども心当たりがないもの。
(三) 事務的なもの。
(四) 私信。

に分類されます。その振り分けは秘書がしますが、「親展」「緘」と書いてあるものは、全て私が自分で開封していました。(三)(四)は事務的なものであり、私信ですから問題はありません。

問題なのは、(一)の「差出人の名前が書かれていない」手紙です。ほぼ一〇〇%、内容の悪い手紙です。例えば、診療内容が不適当、悪口、医師への個人攻撃、脅し、果ては訴えてやるとか偉い誰それに言いつけるとか、個人的侮蔑・中傷など、考えられるありとあらゆることが書いてあります。

私はいつもこの類いの手紙を開封するときには、まず一呼吸置いて、覚悟を決めてから開封するようにしていました。本来、無記名の手紙は「ブラックメール」ですから、読まずに捨ててもいいのですが、時としてその内容に緊急な対応を要するものがあることがあります。例えば、「職員が悪いことをしている」「病院の○○に○時○分に火をつける」「ある科の医師が患者を怒鳴っている」などといったものもあり、やはり読まざるを得ませんでした。

「無記名」の手紙の多くは「怪文書」の類いですから、取り合う必要はないのですが、一応手紙にある内容を調査して、事実関係を確認するようにしていました。無記名でも内容が建設的な意見に対しては、その内容に関する一般的な返事を書いて外来に掲示するようにしました。患者さんが知らない病院の決まりや法律について知っていただく機会にしたのです。その際には、医学的な常識や病院側の主張も織り込むことにしました。(二)の「差出人の名前は書いてあるけれども心当たりがない」ものは、七〇～八〇%内容の悪い手紙です。内容としては(一)と同じようなものですが、署名があるだけに表現はややマイルドになっています。五通に一通くらいは建設的な内容を含んでいます。まだ、署名があるだけ救われます。なぜなら内容に責任を持ってくれるからです。

署名のある手紙への対応は、迅速調査・迅速回答を原則としました。こうした手紙が来た場合、善後策を考えた上で、「調査の上、必ず一ケ月以内に回答します」との返事を院長名で郵送することにし、期日以内に必ず「回答」するようにしました。

苦情への対応のポイントは、何と言っても迅速性です。こちらが読んでいるという姿勢を示し、迅速に回答することです。よく病院の玄関に「苦情箱」「ご意見箱」などが置いてありますが、迅速性から言えば、一月に一回の開箱ではあまり意味がありません。できれば週一回の開箱が望ましいところです。

# 病院の評価

## 「受付」で決まる

「看護師の対応」「交通の便」「医療機器などの設備」——。これが患者さんの医療機関に対する満足度のトップ3と言われます。私はこれに「受付」をぜひ加えて欲しいと思います。

どの病院でも、患者さんが最初に通るのが「受付」です。この受付の応対次第で病院の「印象」が変わります。ところが実際には、病院の窓口である「受付」の重要性が意外に見逃されています。なかには「受付」を入院係や会計係の職員が職務の片手間に行なっているところさえあります。これは病院における「インフォメーション機能」に対する意識が低いか、病院の外来機能を矮小化した見方と言えます。「病院案内」――すなわち「インフォメーション機能」は、病院の外来機能の中でも大きな位置を占めるものです。病院内の道案内、ガイドと思えばよいでしょう。患者さんの一日の気分はそれによって一変します。

役所や銀行などに初めて行ったとき、「どこに行って、何を、どうすればよいか」と戸惑った経験は誰しもがあると思います。病院も同じです。戸惑っているとき、病院内を案内してくれたり、どうすればいいのかを教えてくれる人がいればどんなに助かるか分かりません。

とくに病院は継ぎ足し継ぎ足しで増築したところが多いですから、内部が極めて分かりにくくなっています。病院内には一応、地図やガイドレール、カラー線の案内が付けられていますが、なかなか目的地までたどり着けない。これでは患者さんや家族に大変な苦痛を強いることになります。

## インフォメーション係の配置

親切な「受付案内人」を置くこと――。それも少なくとも看護師長クラスの病院内を知り尽くした、しかも親切なインフォメーション係を置くこと。それが病院のできる最適な対応策です。

二十年ほど前の話です。東大本院の看護師長をしておられた中村フサ子さんという方がおられました。中村さんは定年退職後、東大分院の「インフォメーション係」にボランティアとして来られたのですが、実に立派な人でした。親切・丁寧なのはもちろんのこと、まず行動が先に出るのです。玄関で困っている患者さんがいるとすぐにそばに行き、寄り添うようにして「どうなさいましたか?」「どこに行かれますか?」と聞くのです。その姿から、「心から患者さんのために役立ちたい」という中村さんの気持ちがこちらにも伝わってくるのです。

患者さんにもその気持ちは十分に伝わり、しばらくたつと中村さんの机には花が飾られるようになりました。患者さんが持ってきてくれるのです。私は、いまもこの光景を忘れることはできません。

「一ケ月ほど毎日、インフォメーションの仕事に出ていましたが、その内容は看護師長でなくてはつとまらないし、しかも院内を極めてよく知っているものでなければつとまらない」――。これはある看護師長の述懐です。

「親切な案内者はその病院の第一印象を形づくる」――。決して、「たかが受付案内」などとあなどってはなりません。「受付案内」の親切な心のこもった対応は、患者さんの心をしっかりと捉えるはずです。そして、次の来院の時からインフォメーション係を頼りにして、行きも帰りも挨拶してくれるようになるのです。その宣伝効果は病院にとって抜群な効果をもたらします。反対に、なおざりな、つっけんどんな対応は、患者さんの心を傷つけるだけでなく、病院の評価を悪くします。

中村さんの例を引くまでもなく、病院の評価は「受付案内」の対応一つで決まります。病気の人が集まる病院であっても、人の心は自然と行き交うものです。百万言を費やすよりも、頼りになるインフォメーション係を一人置いたほうが、よほど患者さんのため、ひいては病院のためになる。このことを病院関係者は銘記すべきです。

# 医療サービスとは

## 医療は「サービス業」か

最近、「医療サービス」という言葉をよく耳にします。「病院はサービス業」という標語を院内に表示している病院もあります。そのこと自体を否定する気は毛頭ありませんが、なぜか私には「これは何かの陰謀ではないか」「医療をサービス業の中に押し込めて、経済という枠をはめるための手段ではないか」と思えてくるのです。

医療は本当に「サービス業」なのでしょうか――。

「サービス」という言葉を『新明解国語辞典』で引いてみると、(一)(無料)奉仕。(二)得意・来客が満足するような、心のこもった応対をすること。(三)(商店などで)値段を安くしたり、景品を添えたりして売ること、また、景品として添える品。(四)(テニスなどで)サーブ。(五)(経済学で)用役――となっています。

また「サービス業」を引くと、「直接には生産に関係しない職業、旅館・飲食店・広告業など」と載っています。『国語大辞典』にはもう少し具体的に解説してあって、「サービス業」とは、「生産や商品の流通に直接関係がなく、労務・便宜などの提供を行う職業の総称。旅館・理容・広告・医療・保険・娯楽・教育・宗教・非営利団体など」と書いてあります。

医療は、この中のどれに当てはまるのでしょうか。

「サービス業」という言葉と、本来の意味の「サービス」、つまり「奉仕、あるいは客をもてなすこと、接待、応接など」の意味が混同されているように思えて仕方がないのです。

突き詰めれば、すべての業種は「利潤」を追求することに行き着きます。しかし、先に挙げた業種の中で、医療、教育は利潤だけを追求しているものではありません。もし、医療が利潤だけを追求してよいということになれば、病院経営者は「不採算部門」は切り捨て、利益のあがる部門だけを残すことになります。

しかし現実には、どこの病院でも不採算部門は病院の持ち出しとなっています。採算が取れない部門でも、病院にとって必要な部門があります。結核診療などはその代表格ですが、ほかに小児科、産婦人科、検査部などもその部類に数えることができます。病院としては、その科を運営するための支出が収入をはるかに上回るので、その他の部門の収入から充当することになります。こうして消えていった科が、いま問題となっているのです。

例を挙げると、私がいた公立病院には二六床の「結核病棟」がありました。「結核病棟」は不採算部門の最たるもので、常時赤字です。採算はまったく合いません。経営面からみれば、当然廃止せざるを得ないのですが、そう簡単には行かないのです。毎年訪れる保健所の監督官に「廃止」したい旨を伝えると、彼らは決まって、

「いや、廃止してもらっては困る」

の一点張りです。結核患者は激減しましたから、昔の結核療養所のような大施設は不要になりました。でも、結核患者が少数ながらも存在しており、しかも伝染性を持っていることは昔と変わりません。結核と分かったら隔離しなければなりませんし、入院も必要です。保健所としては、結核病棟が撤廃されてしまっては、地域保健の上からもきわめて困るのです。

そうは言いながら予算的な措置を取るわけではなく、結局のところ、病院の持ち出しになっていました。この病院は公的な、しかも昔から結核療養所（現在は閉鎖）を持っていた病院でしたから、その延長として二六床の結核病棟を持っていました。その関係もあって廃止が難しいのと、「一つくらいためになる病棟を持っていることも世の功徳だ」との思いから、存続させていたのです。競争原理から見れば、まったく理に合わな

いことですが、私の「小さな意地」でした。

本来は、こうした「結核病棟」「小児科病棟」「産婦人科病棟」などの不採算部門は公共の責任において運用されるべきものです。しかし、国や自治体は「財政難」を理由に切り捨ててきているのです。

しかし、私はこのような不採算部門でも、できる限り維持し続けていくのが義務だろうと考えています。でなければ、いったい誰がこのような患者さんを助けることができるのでしょうか。

「必要な時と場所に、必要な治療を提供する」――このことこそが本来の「医療」であり「サービス」であると私は考えています。

## 「少ない人数で、手厚いサービス」は可能か

最近、私が現在勤務している病院に次のような投書がありました。

「私は朝六時から来て待っているが、その時間テレビをつけていないのはサービス不足である」

「こんなに患者が待っているのだから、医師は昼飯を食うな」

まるで医療者を召し使いのように思い、「何でも言うことを聞くのが病院におけるサービス」と思っている患者さんが残念ながらいます。確かに、からだの具合が悪い患者さんにとって長時間待たされるのは大変だと思います。

しかし、一方で、医療側の事情も知っていただきたいのです。大きな病院の外来には、一日三〇〇〇人を超える患者さんが来院します。その対応に、私たち医師は朝早くから夕方まで、場合によっては夜遅くまで患者さんと向き合います。それが仕事だからです。しかし、患者さんの要望を十分に満足させるには、圧倒的に人手が足らないのです。厚生省健康政策局の統計によれば、日本の医師数はアメリカの五分の一、ドイツの三分の一、看護職員数はアメリカの五分の一、ドイツの二分の一です。国際的に見ても、いかに日本の医師・看護職員数が少ないかが分かります。

この陣容で「手厚いサービスを」と言われても、相当な無理があります。少なくとも、現在の二倍の医療人員は必要です。しかも、医師には当直や患者さんの緊急事態による夜間休日出勤に対する代休が全くありません。次の日も、同じように働かなくてはならないのです。患者さんの病状が落ち着かなければ、またその次の日も同一の勤務となります。医師は不死身のスーパーマンなどではありません。

# 病院経営のジレンマ

## 本当に必要な「検査」なのか

私は医師であるとともに病院長の職責を担っています。医師としては、今日の病院は「検査」をし過ぎる傾向にあると感じています。いや、「本当に必要な検査なのか」とさえ思っています。一方、病院長としては、経営上、検査をすればすればするほど、売上げが上がります。「出来高払い制」ですから、施行した検査にはそれぞれ保険点数がつき、「診療報酬」が支払われます。検査をすればその報酬が病院に入り、お金が増えます。一方で、患者さんの支払い、保険者の支払いは増えるということになります。

必要な検査はなるべくしたいが、患者さんの支払いはなるべく少なくしたい――そこに経営上の「ジレンマ」が生じます。

そこで具体的に考えて見ましょう。あなたが一人の患者さんとして病院の外来に行ったとします。あなたはまず病院の受付で保険証を出して、「○○の調子が悪い」ので「○○科にかかりたい」と受診したい旨を告げ、診察を受けることになります。診察後、あなたは「検査しましょう」と告げられます。

「検査」といっても、「血液検査」から「検尿」「検便」「レントゲン検査」「心電図検査」「造影検査」「CT」「MRI」「特殊生理検査」「内視鏡検査」など、症状によって多様にわたります。

あなたはまず、採血して「血液検査」を受けることになるでしょう。「血液検査」はほぼ必須だからです。その後、検査室に行って「レントゲン検査」や「心電図検査」を受けることになるかも知れません。また「造影検査」や「CT」「MRI」などの特殊検査が必要と言われるかも知れません。あるいは「内視鏡検査が必要です」と言われるかも知れません。

ところで、この中で「本当に必要な検査」は一体何でしょうか——。あなた自身、「本当にこれほど多くの検査が必要なのか」と内心思っているかも知れません。

本来、明哲な経験のある医師なら、これほど多くの検査をしないと思います。診断方法さえ間違わなければ必要としない検査もあるのです。例えば、腹痛、胸やけなどの「消化器症状」を呈していても、「心筋梗塞」などの「循環器系」の病気であることもあるのです。こうしたケースでは、明哲な医師なら最初から心臓の病気を疑って循環器系へ診断を進めるでしょう。具体的には、すぐに「心電図」から検査をしますが、場合によっては「心臓カテーテル検査」から次への治療に進むため、消化器の検査はしないことがあります。

## 新人のほうが稼ぐ制度

ところが、現在は非常に広い範囲の検査から絞って診断をします。なぜなら、患者さんの持っているあらゆる情報をピックアップし、それに対応する思いつく限りの診断を考え、思いつく限りの検査をして、絞り込んでいく方法を取っているからです。これを「POM方式」(Problem Oriented Method)と言います。

これは万一「医療訴訟」になった時に、医療側に不利にならないように「あらゆる検査」をやっておくことが必要だからです。そのため、医療費は多めにかかることになります。

医療訴訟では、「不作為」(当然なすべきことをあえてしないこと)の罪も問われます。

「なぜこの検査をやってなかったのですか、手落ちです」

と責められるのは必定です。

このように「診断」を決定する方法には、二つの道筋があります。一つは、非常に優れた感触（経験）で一つの病気を診断し、治療していく方法（あるいは医師）、もう一つはありとあらゆる検査を行なった末に、やっと一つの診断にたどり着く方法（あるいは医師）です。

保険点数上は、後者のほうがずっと診療点数が高く、優遇されます。言い換えれば、大学を出たての新人医師と経験のある老練な医師とでは、新人の医師のほうがお金をたくさん稼ぐということになるのです。

大学を出たての新人医師と経験の豊かな練達の医師――あなたが患者ならどちらの医師（方法）を選びますか――。

## 通達に振り回される「当直制度」

夜間の「当直制度」についても同じことが言えます。常勤の医師は日常の診療に疲れています。そのため夜間の「当直料」は高めに設定されています。一晩五万円以上、それでも当直をしたがりません。理由は、当直の翌日も通常の勤務をしなければならないからです。

それをカバーするのが、大学を出たての若い医師ということになります。一応、医師免許は持っていますから、肩書きは医師です。しかし実際には、研修医レベルの臨床経験が少ない、いわゆるアルバイト医師たちです。これでは夜間診療の質を問うことは難しいのは当然です。当座の役には立つとしても、良い診断・治療は望めません。

そのうえ医療制度の改正によって、「二年間の研修が終わらないと患者さんを診察することができない」（保険医として認めない）ということになり、もはや若い当直の医師さえもいなくなる有り様です。

また三年前には、労働基準監督署から、「当直医は、当直業務（入院患者の管理のみをする）しかやってはならない」外来救急患者を診てはならない。との通達が出され、次いで、「夜間救急患者が来た場合は、当直医師は診療してはいけない。別の医師がみるべきである」との通達が出されました。これは夜間救急医療の実情を鑑みない内容であり、「人数的にも経済的にもまったく不可能」ということで、大騒ぎになりました。

一体、夜間診療はどうしろというのでしょうか。こうした一連の通達は、医療の現場をまったく知らない官僚が作った、実情を無視した「机上の論理」です。もっとも、通達は出したものの、あまりにも実情に合わないために、現状は以前のまま運用されています。

## 「出来高制」のジレンマ

こうした混乱した国の施策の元凶は、突き詰めて行くと、健康保険の「出来高払い制」に行き着きます。私は過去に国民健康保険の審査委員を五年務めていたのでよく分かりますが、保険点数のみから考える「出来高制」がもたらしたジレンマです。

現在、厚生労働省が主張している疾患群によって診療報酬を一定額支払うシステム「DRG」※（診断群別医療費公定制度。俗に「まるめ」と言われる）は、どんな治療をしても同額ですから、その疾患には何点という公式を当てはめればよいので、保険の査定は簡単ですが、そのなかで利潤を上げようとしたら、いかに薬を使わなくして、在院日数を短縮するかに力点が絞られて行きます。

極端な例として試みに挙げれば、手術はするが術前の検査は一回、術後の検査はなし。抗生物質の投与はなし。入院は七日が普通であるのに四〜五日で退院させ、余った日数は次の患者さんに割り当てる——そのようなことが予想されます。

それが達成されるや、決まって、「この方法でできたのだから、それではまた次の（低い）点数でどうでしょうか」と言ってきます。これこそが厚生労働省の戦略なのです。患者さんを商品として考える究極の市場競争原理がここにあります。厚生労働省の言う「DRG」は、患者さんの安全性をまったく配慮しない非人間的なシステムだと、私は思います。

※「DRG」(Diagnosis Related Group 診断群別医療費公定制度)…ある診断群(Diagnosis)、例えば胆石の診断で入院手術を行なえば、どのような医療行為をしようと支払われる診療報酬はまったく同一点数(同一金額)であるという制度。

# 第八章　医学教育と看護教育

## 医学教育

### インターン制度の失敗

医師はどのようにして育つのでしょうか。よく知られているように、医学部は六年制です。私が東京大学に入学した頃は、医学部に直接進学するルートはなく、全員、理科二類にいったん入学し、教養課程二年を経たあとに退学して、その後再び医学部を受験する制度になっていました。

　医学部入学の後、二年間の基礎医学課程と二年間の臨床医学課程を終了してから卒業し、一年間の「インターン※」を経たのち、「医籍※」に登録されて医師となっていくのが臨床医の道でした。

　その後、インターン制度の欠点が次々と指摘されるようになりました。

インターン制度は、昭和二十一（一九四六）年に導入されました。しかし、これはアメリカの制度をそのまま輸入したもので、当時の日本の医療事情とはまったく合わなかった。

　それが後のインターン闘争につながって行くことになるのですが、身分の保証なし、卒後教育の概念なし、金銭的保証なし（給与は一銭も出ませんでした）、受け入れ施設なし——等など、すべてないない尽くしでした。

　制度として、アメリカのように金銭的にも教育的にも将来的にもキチンと組み込まれたものであったら存在価値もあったのですが、まったくこの配慮がない状態で医学生だけインターンシステムに放り込まれたのですから失敗するのは当然のことでした。

　受け入れ先はほとんどが出身大学病院でしたが、当時の大学病院にはこのような制度を受け入れる雰囲気がありませんでした。まして、インターン生は派遣された病院にとっては邪魔者であり、いない方がよい存在でした。インターン生が行くと一から教え込まねばならず、時間は取られるは手間がかかるはで、ただ邪魔な存在にしか写らなかったようです。インターン生が大学病院に派遣されると、病棟の看護師から、

「あら、あなた学生さん？　違う？　じゃあ、あなたインターン？　そう、来たの。じゃあ、邪魔にならないようにね」

などと言われる有り様でした。

もう一つには、インターン生はまったくの無給であったため、次第に出席しなくなったこと、授業に熱心ではなくなったことがあります。いわゆる「サボリ」が起こったのです。

加えて、堅実で信頼できる「カリキュラム」がなかったこと。つまり、到達目標がなかったことがあります。インターンの一年間で、「どこまでをどう終わらせるか」という具体的な到達目標が明確でなかったこと、そのチェックシステムもありませんでした。

---

※「インターン」…医師の志望者が修学後免許を得るための要件として職場で行なう実習または実習生。

※「医籍」…医師免許を得た者の氏名・本籍などを登録する厚生労働省の帳簿。

要するに、「インターン生は病院という臨床現場に放り込んで、その雰囲気になじませておけばいい」と考えていたふしがあります。一年間に行なわれるべき教育課程の目安はあったものの、それが守られなかった。また、治療行為も上級の医師の指導の下でなければ出来ませんでした。

インターン制度の最大の問題点は、アメリカの制度の都合のよい部分だけを取り入れて、経済面をまったく無視していたこと。無給で医師を労働力として使い、教育面には力を入れなかったことにあります。

それでも当時、インターンを行なう病院は主として出身大学が八割以上を占めている中で、一部の志しのある少数の学生は大学外に出て、インターン制度に共鳴した病院(例えば、虎の門病院や横須賀の米海軍病院、聖路加病院など)で、アメリカ流のしっかりとしたインターンを受けていた事実も記しておかねばなりません。

## 「手取り足取り教え込む」方式に転換

このような反省から、以下のように是正されました。

まず、インターン制度の廃止です。インターン制度では、医科大学(医学部)卒業後に医師国家試験受験資格を得るため、一年以上の診療および公衆衛生に関する実地修練を受けることを義務付けられていました。しかし、このインターン制度は前述のような実地修練生の地位や身分、研修体制の不十分さ、また生活が保障されていないなどの理由から、昭和四十三（一九六八）年五月十五日、公布・施行された改正医師法によって廃止されました。

改正された医師法第一六条の二には、「医師は、免許を受けた後も、二年以上大学の医学部若しくは大学付置の研究所の附属施設である病院又は厚生大臣の指定する病院において、臨床研修を行うように努めるものとする」とあり、義務から努力義務規定になったのです。

さらに平成十六（二〇〇四）年四月には、「診療に従事しようとする医師は、二年以上、医学を履修する課程を置く大学に附属する病院又は厚生労働大臣の指定する病院において、臨床研修を受けなければならない」と再び義務規定に変わりました。

また、東大医学部は理科三類となりました。つまり、直接医学部に入学することができるようになりました。その結果、他の大学の医学部と同じように教養課程が大幅に縮小され、入学してからすぐに医学部としての勉強が始まるようになったのです。

現在では、「医学」とくに基礎医学、内科学総論、外科学総論なども教養課程（二年）にシフトし、医学部の講義は大部分終了します。そして、教養課程を終えた医学部の三、四年生（通算五、六年生）は「病棟実習」――いわゆる「ベッドサイドティーチング」（BST）を中心としたものに主体が移りました。

つまり、講義中心の教育から、患者さんのそばでの臨床教育が重視されるようになったのです。端的に言えば、それまでの「子どもは親の背中を見て育つ」方式から、「手取り足取り教え込む」方式に転換したということができます。

## 学生教育の実際

「病棟実習」（ベッドサイドティーチング）の学生は少人数で、せいぜい五～六名です。学生は午前中から午後二時頃まで各診療科に分かれて出かけ、午後二時三十分頃から講義のために教室に集まるというカリキュラムになっています。ですから、同級生が全員集まるのはこの時だけで、あとは配属グループとの交流になります。

東大では配属グループをどう作るかは、最初の頃は学生に任せられていました。大半の学生は仲の良いもの同士が組んで実習を行なっていましたが、その後、馴れ合いなどの弊害が目に付くようになったために、アイウエオ順となりました。

医学部を卒業し、医師免許を取得した者は、一定の要件を満たす病院（施設）で二年間研修に専念しなければなりません。その後、臨床研修医は基礎、臨床といった自分の専門としたい方面に進みます。

医局も大きく変わりました。昔は無給医局員という制度があり、医局には医局員がゴロゴロいたものです。こういう人を大学においてはいけないという制度ができて、なくなりました。今はすべての大学でほとんどが大学院生となっています。

臨床系の「大学院」に行くには、大学によっても異なりますが、臨床研修医を終わって〇〜四年くらいしてから臨床系の大学院の入学資格ができます。大学院は四年制ですから、最低でも三十歳〜三十四歳過ぎになってやっと大学院を卒業でき、博士論文を受理されて医学博士の称号を得ることになります。

大学院に在学するときの身分は学生と同じです。もちろん定職に就くことはできません。また授業料も払わねばなりません。そのため多くの大学院生はいろいろな病院にパートとして働き、学費を稼いでいるのが実情です。その点は昔と同じです。

大学院に進学する医師はおよそ学生の一〇〜二〇%に過ぎません。それ以外の医師は臨床研修を終わってから後もずっと臨床医の道を歩むことになります。そういう意味では、彼らが日本の臨床を支えていると言っても過言ではありません。

大学院を出て研究の道を歩むにせよ、初めから臨床医の道を歩むにせよ、臨床医として自立するためには医師は一生勉強を欠かせません。医学知識、医療技術の進歩は目覚ましく、まさしく日進月歩であり、それに目を向ける努力をしなければすぐに取り残されてしまいます。日本医師会やその他で「生涯教育講座」を励行しているのもそのためです。

臨床に携わらない基礎系の医師、社会医学系の医師たちは、この臨床医のところを飛び越して専門の学問に進むことになります。この方たちは医師免許はもっていますが、臨床研修医を終了していませんから、臨床に携わることは出来ません。臨床に携わりたければ、臨床研修医の道を通るしかないのです。

## 基本をしっかり教える

私は医学生や臨床研修医には、次のように教えていました。

「今、あなたがたが患者さんに接しているその態度が、あなたがたの一生の患者さんに対する態度を決めます。今、丁寧に接する医師は一生を通じて患者に親切であるし、今、ぞんざいに接する医師は、これから先も患者にぞんざいに接するでしょう。それは、洗濯物を干すときに、きちんと延ばして広げて干すのとそのまま干すのとでは、干し上がりに雲泥の差が生ずるのと同じです。しっかりきちんと伸ばしてある洗濯物は、アイロンの必要もないくらいにピシッとしているが、最初に手を抜いてクシャクシャのままの洗濯物は、干し上がってもクシャクシャで、アイロンをかけても何をしても元には戻らないということなのです。そのままの形でインプリント（インプット）されてしまうのです」

「最初の臨床へのタッチ」、言い換えれば「患者さんとの関わり」は臨床教育のカリキュラムの中でも、もっとも基本的なしかも最初で最大の課題です。

若いということは多くの可能性を秘めており、それ自体素晴らしいものです。その反面、非常識なところ、無鉄砲なところもあります。それは医師とて例外ではありません。患者さんへの横柄な話し方、態度、感情を抑制するなど、患者さんの訴えや気持ちを十分理解できないところや、対応のぎこちなさ、態度の横柄さが見えかくれしたりと未熟なところが多々見られます。

その点、しっかりと教育されている大学の学生は考え方も対応もしっかりしています。この基本をしっかり教え込むのが医学教育の端緒と言えます。「患者さんはお客様だ」といって教え込むのではありません。「同じ人間である」「しかも病気を持った弱い存在である」「だから医師はこうしなければならないのだ」ということを教え込むのです。

## 「臨床研修医制度」の必修化

平成十六（二〇〇四）年四月から「臨床研修医制度」が必修化されました。新臨床研修医制度は二年間で、その基本理念は「臨床研修は、医師が、医師としての人格を涵養し、将来専門とする分野にかかわらず、医学および医療の果たすべき社会的役割を認識しつつ、一般的な診療において頻繁に関わる負傷又は疾病に適切に対応できるよう、プライマリ・ケアの基本的な診察能力（態度・技能・知識）を身に付けることのできるものでなければならない」とされています。

この制度の目的は、実際の場でどんなことにでも対応できる「実地型医師」を、まず育てようというシステムです。その基本三原則は、

（一）医師としての人格を涵養。

（二）プライマリ・ケアへの理解を深め患者を全人的に診ることができる基本的な診療

能力を修得。

（三）アルバイトせずに研修に専念できる環境を整備。

というものです。

ところが研修医に実態を聞いてみると、「一つの科での訓練期間が短すぎて、結局ものにならないで終了した」といった不満の声をよく聞きます。この制度の弊害については第二章で述べましたが、そうであっても将来を見据えながらこの制度を評価し、これからの医学教育に大きなプラスとなるように整備していく必要があります。

そのためには、「達成目標を示したプログラム」――つまり「明日の医療を任せられる医師を育てていく」という温かくも厳しい教育プログラムが必要です。

到達目標が達成できるプログラムを以下に示します。

（一）基本研修科目として、内科、外科および救急部門（麻酔科を含む）、小児科、産婦人科、精神科、地域保健・医療をそれぞれ少なくとも一ケ月以上。

（二）当初の十二ケ月は基本研修科目の研修が望ましい（内科は六ケ月以上が望ましい）。

（三）到達目標は医療人として必要な基本姿勢・態度を定めた「行動目標」と経験すべき診察法、手技、症状、病態、疾患を定めた「経験目標」で構成する。

研修施設としては卒業大学が主になることは当然ですが、二年間を卒業大学ですべて行なうもの、一年を大学で後の一年を他施設で行なうもの（「たすきがけ研修」と言う）、すべて大学外の施設で行なうものとがあり、一長一短と言われています。近頃二年間すべてを大学で行なうものが増加する傾向があり、以前のインターンの時に回帰しているようにも思えます。

研修先の選定には「マッチング」といって、研修医側とそれを受け入れる医療機関がそれぞれに条件を出して、それがマッチしたところで行く先を決定するシステムがあります。現場の不協和音も聞こえてきますが、まだ始まったばかりですから評価はもっと先になるでしょう。いずれにしても、研修医は評判やうわさに捕らわれず、自分で足を運び、どの医療施設が良いのかを自分の目で確かめて判断すべきです。

この制度の問題点は、研修に携わる施設の指導医の能力、姿勢、熱心さなどが統一されていないことです。お互いの間の評価表によって少しずつ改善されようとしていますが、二年という歳月をこの制度にかけるだけのものが得られるかどうかは、これからの問題です。

# 看護教育

## もっとも患者に近い存在

「ああ、あなただったのですか」——。

患者のTさん（五十歳代、女性）は、消化管穿孔による急性汎発性腹膜炎で多臓器不全を起こし、外科の「集中治療室」（ICU）のベッドに横たわっていました。病状は重く、意識不明の状態で、自発呼吸はなく、呼吸不全のため気管内挿管の処置がなされていました。スタッフの昼夜を問わない懸命な治療にもかかわらず、意識も呼吸も戻らない状態が続きました。レスピレーター※によって呼吸が管理され、中心静脈管理※、二十

※「レスピレーター」…呼吸補助器。自分で呼吸が出来ない患者のために、レスピレーターが一定の換気を行なって回復を待つ。

※「中心静脈管理」…口からは栄養は取れないので、心臓のそばの太い静脈にカテーテルを挿入して、カロリーの高い栄養液を常に与えて栄養不良を防ぐ方法。

四時間の点滴（昇圧剤、強心剤、抗生剤）投与によって、かろうじて生命を保っていました。そんなTさんに、看護師のKさんは毎日、回診と包帯交換の度に耳元で、

「Tさん、今日はいい天気ですよ。桜も咲きましたよ。空気がきれいですよ」

と声をかけていました。

二週間ほど経ったある日、そんなKさんの呼びかけに応えるように、Tさんが突然、眼を覚ましたのです。それは奇跡的な出来事でした。そのときの第一声が、

「ああ、あのとき、私の耳元でずっと声をかけて下さっていたのは、あなただったのですか？」

だったのです。Tさんは見事に回復し、退院して行きました。今でも病院に来ると、必ずKさんのもとを訪ねるのだそうです。


Sちゃんは、重症の「※筋ジストロフィー症」で入退院を繰り返していました。病状は確実に進行しつづけ、両親の願いも空しく、入院の度に悪化していくのでした。そして、ついには余命いくばくかといわれるところまで来てしまいました。

「最後は自宅で看取りたい」――。それが家族の最後の強い希望でした。そこで、都留市立病院の担当のF看護師とO看護師長が中心となって、病院の小児科医、在宅看護師、

山梨県福祉課などの協力を得て、Sちゃんを自宅で看護することにしました。

スケジュールを決め、家族とともにSちゃんの看護が始まりました。F看護師もO看護師長も昼間の勤務を終えてからの参加で、まったくのボランティアです。

それから六ケ月後、Sちゃんは両親の腕に抱かれて、看護師たちの見守るなか、永遠の眠りにつきました。Sちゃんに対する二人の献身的な姿は、感動とともに私の心に多くのものを残してくれました。

## 「よい看護師」とは

病院に行ったとき、最初に目に入るのは誰でしょうか。入院したとき一番頻繁にベッドサイドに来てくれるのは誰でしょうか――。それは「看護師」です。看護師の対応次第で、患者さんの「満足度」が左右されるといっても過言ではないでしょう。

---

※「筋ジストロフィー症」…①骨格筋・心筋・内臓の平滑筋を侵し、②臨床的・組織学的・筋電図筋原性疾患で、③進行性で、④組織学的に筋の変性と再生が認められ、代謝産物の蓄積はなく、⑤遺伝性と考えられる疾患と定義される。

病院を構成するのは、主に医師と看護師です。「よい病院」には「よい医師」と「よい看護師」がいなければなりません。

では、「よい看護師」とはどんな看護師をいうのでしょうか。よい看護とは、看護を行なうに当たって深い同情心を持ち、適切な指示ができること。さらには患者さんのためになろうとする気持ち。そして、優しい心や思いやり、親切、笑顔、責任感……。

看護師は人の生死にかかわる仕事ですから、精神面のタフさも求められます。加えて、健康な美しさを兼ね備えていること。そして医師と同様に看護師もまた「センス」が必要です。

「よい看護師」の目は、すみずみまで行き届いているものです。仕事ができる看護師長は、病棟の廊下を一回往復するだけで「すべての仕事」をこなしてしまうと言われます。

「つらいけれどやりがいのある仕事」

これは看護学生の入学試験の面接でもっとも多い看護師志望の動機です。それは目的と意志がはっきりしているからです。自分の身を立てる職業としての自信と誇りを持っているからなのです。そして「患者さんのためになろう」という気持ち。それに尽きます。

「看護師は固定観念が強い。画一的な考え方をする」

一方でそうした評価があることも事実です。また、新しいことを認めない、伝統を重んじる……。自分で考えることはせず、今までやってきたこと、教わってきたことに絶対的な価値を置くところがあります。この傾向は人格の問題ではなく、「教育」の在り方がそうなっているためです。

## 看護教育

「看護師」になるためには高等学校を出てから「看護学校」に入り、そこで三年間学んで「看護師国家試験」に合格しなければなりません。しかし、看護学校は各種学校であるため、最終学歴は「高校卒」となります。一般的に言えば、短期大学（二年）を終了すると最終学歴は「短大卒」となりますが、看護学校の場合、あくまでも「高校卒」なのです。そのため給料も「高校卒」扱いになります。これはどこからみても「不平等」です。

「では、看護学校を短大に格上げしたらよいではないか」――。誰でもそう考えます。しかし、短期大学は文部科学省の管轄であり、看護学校は厚生労働省の管轄となっていて、管轄省庁が違うため「短大」に昇格できないのです。

そこで考え出されたのが「看護系大学」「看護学科」の増設と「看護専門学校」の吸収合併、「准看護師学校」の縮小と「看護専門学校」への昇格です。学歴からいうと、大学四年制は大学卒（大卒）、二年制は短大卒、「看護専門学校」は高卒（「正看」）、「准看護師学校」は中卒または高卒（「准看」）となります。つまり、今の制度は旧制度がそれぞれワンランクアップしたと考えればよいでしょう。

身分はそれぞれ看護師ですが、「准看」は医師や正看の指導のもとに業務をしなければならず、給与も正看の一割ほど低く設定されています。国はワンランクアップの考えから、准看を無くそうとしています。

こうした方針に沿って看護専門学校や准看学校の廃止が相次ぎました。一方で、見込んでいた大卒・短大卒の看護師志望が予想よりも少なく、こうしたことが看護師不足の一因ともなっています

現在、病院など大きな施設の医療現場で働く看護師の大部分が正看ですが、これは病院が准看を採用しない方針を取っていることによります。反対に、診療所や医院などの小さな施設では准看が大半です。これは正看を採用しようにも来てくれる看護師がいないという事情があります。そのため現在「准看廃止論」は棚上げになっています。

いずれにせよ、看護師の社会的地位を上げなければなりません。「看護師の社会的地

位を上げ、看護を充実させる」――。そのためなら、私は看護師の給料はもっと多くてもよいと思っています。

## 「10：1」か「7：1」か、それとも「13：1」か

日本では一人の看護師が受け持つ患者数で診療報酬が決まってきます。平成十八年四月から、「7：1」「10：1」「13：1」「15：1」などによって一日の入院看護費が変わりました。例えば「10：1」では、一〇人の患者さんに看護師は一名の割合で勤務していなければならないという制度です。「患者の数」対「看護師の数」です。「7：1」看護ですと当然看護師が手厚く配置されていることになりますし、「13：1」ではやや手薄い看護になります。現在では「10：1」「13：1」が通常となっています。

入院料に含まれる看護料は「7：1」で一人一日一五五五点（一万五五五〇円）、「10：1」では一日一二六九点（一万二六九〇円）、「13：1」では一〇九二点（一万九二〇円）となりますから、どの病院も「7：1」看護を取りたいわけです。ここで大きな問題が二つ起きました。

一つは、大きな病院（五〇〇から一〇〇〇床以上の大病院）が看護師集めに走り出し

たのです。ちょっと計算しただけで、小さな規模（一〇〇床くらい）の病院で年間五億円くらい、一〇〇〇床の病院では五〇億円ほどの収入が見込めますから、収入としては大きい。その結果、看護師が大病院へ大移動し、中小病院は大幅な看護師不足にさらされて、病床を閉鎖せざるを得ないところが相次いでいます。

二つ目の問題は、この制度にはさらなる条件がついていることです。「看護師一人一月七二時間以上の夜勤業務をしてはならない」という規定です。これに違反するとすべての看護師加算が取れなくなります。

この二つの条件にはさまれて、中小の病院はますます病床を閉鎖しなければならなくなり、結局のところ大病院しか生き残らなくなる。それが厚生労働省の当初からのねらいだったのでしょうが、「必要な時に必要な医療を行なう」のが本来の医療サービスであると考えている私にとっては、実に解せない事態です。一つの条件はゆるめておいて、その代わりに別の条件をつけて規制する――。まさに行政の典型的なやり方です。

手厚い看護を要する患者さんを受け持つ科――例えば、救急センター病棟（ＩＣＵ，ＣＣＵ）などはもっとも看護師が必要であり、次いで（強いて順位を付ければ）心臓外科、脳神経外科、外科系の病棟、内科系（小児科、産婦人科、耳鼻科、眼科など）、精神科は少ない看護師数でも十分カバーできると思います。どの病院でも症状の重い人には看護師数を多く、軽い人には少なくするという「傾斜配置」を取っています。

## 深刻な看護師不足

現在、アメリカでは顕著な看護師不足が社会問題化しています。このまま進めば、二〇一〇年以降、推定で四〇万人の看護師が不足すると予測されています。それを解消するために、ブッシュ大統領は、「卒業後働くことを承諾した看護師に奨学金を支給するとともに、医療機関は補助金を出す法案」に署名しました。

「医療施設認定合同委員会」（ＪＣＡＨＯ）によると、現在、米国の病院で十二万六〇〇〇人の看護師が不足し、正看護師の供給は一九一〇年代の需要さえも満たしていないと報告しています。特に、病棟看護師の採用が困難だと言われます。反対に、勤務時間の条件が良い治験看護師は採用が易しいと言われます。（『Medical Tribune』、二〇〇二年十一月四日号）

この深刻な看護師不足に対して、各州政府と医療機関は、離職して現場を離れた看護師や定年退職した看護師を対象とした再就職支援活動に力を入れていると言います。

アメリカでは、看護師は二年に一度、ライセンスの書き換えを行なわなければならないため、現場を長期に離れた看護師が再び医療機関に戻ることは難しかったのですが、看護師不足が社会問題化したために数週間から数ケ月に及ぶ簡単なオリエンテーション期間を満了すれば、病院業務に返り咲くプログラムになっています。

日本の現状もアメリカ同様深刻で、看護師不足は慢性的です。その最大の原因は、厚生労働省の需給見通しの甘さと、医療政策の間違いです。「日本の看護師は二〇一〇年には需要と供給が一致してくるから、さらに看護師をあえて養成しなくてよい」という政策によって、これまで看護師養成学校を持っていた多くの病院が附属の看護学校を廃止しました。

もう一つは、「看護師にも高学歴を」という要望から、短大および四年制の看護大学が多く誕生しました。厚生労働省としても、当然、この卒業生たちが将来質の高い看護師として供給できると計算していたのが、見事に外れてしまったことです。この見通しの甘さが、現在の看護師不足を招いていると言っても過言ではありません。

近い将来、十八歳人口（高校卒の年齢）の減少に伴い、確実に「看護師不足」が到来すると私は見ています。その「緩和策」として、政府は外国からの看護師の移入を試案しています。

## コ・メディカル

### 良質な診療を支える

病院には「コ・メディカル」（Co Medical＝共同と医療をあわせたことば）といわれる各種の専門職があります。コ・メディカルスタッフは、病院ではあまり目立ちませんが、それぞれ重要な仕事を担っています。病院は医師・看護師を主に、こうした専門職と機能し合いながら運営されているのです。

薬剤師

「薬剤師」は病院における、薬の管理、調剤（内服薬・注射薬）、情報提供の役目を果たしています。医薬分業が推し進められて、外来では院外薬局が主体となりました。その結果、病棟における薬剤管理指導業務として、ベッドサイドで直接患者さんに接する時間が多くなりました。また、抗癌剤や中心静脈栄養などをクリーンルームで作成することができるようになり、感染安全対策、ＮＳＴ（栄養サポートチーム）業務などに活躍の場が広がり、実際に抗生物質の使用量が目立って減少しました。

臨床検査技師

医師が患者さんを診断するにあたって、診察だけでは分からない多くの医療情報を提供する大切な役目を担うのが「臨床検査技師」です。血液検査、検体検査、生理検査（心電図・超音波・脳波など）、免疫検査（免疫・抗体）、病理検査、細菌検査などに分かれています。一時、アウトソーシング（外注）の最大のターゲットとなり、人員は縮小傾向ですが、迅速を要する場合など、院内で検査を行なうメリットも多々あり、院内検査に回帰しているところも見られます。普通にできる検査は院内で、特殊検査は外注としているところが多いようです。

診療放射線技師

「診療放射線技師」の仕事は、①X線画像検査、X線CT検査、MRI検査、超音波検査、眼底検査、②ラジオアイソトープ検査、③放射線治療、④放射線管理の四つに大別されます。

具体的には、人体各部（頭蓋骨、脊椎、四肢等）のX線撮影、マンモグラフィー（乳腺撮影）、消化管造影（胃透視や大腸検査など）、血管造影、コンピューター断層撮影（CT）、磁気共鳴画像（MRI検査）、超音波検査、眼底検査などの諸検査から、レントゲン照射、深部照射、ガンマナイフ、高エネルギーX線、γ線によるガンの治療およびラジオアイソトープを用いる核医学検査まで、きわめて医療に寄与することが多い部門です。それだけに放射線の安全管理は厳正に行なわれていて、それらに関わるのが放射線技師で、放射線被爆にもっとも注意しています。従事者は四～五万人と言われます。

栄養士・管理栄養士

病院栄養士の使命は、栄養学を基盤として専門業務である栄養管理、治療食業務、栄養教育、研究などを通じて「臨床栄養面」から患者さんに正しい食事を計画し、給与し、指導することで、病院内の重要な業務です。具体的には、糖尿病食、腎炎食、透析食、肝臓食、胃潰瘍食、高脂血症食、塩分制限食、検査食など個々の疾患に合わせた食事を提供しています。さらには「NST」（栄養サポートチーム）の中核となり、「予防食」の開発などにも当たっています。管理栄養士は通常の栄養士よりもさらに四年の勉強と実地の業務経験が必要です。

理学療法士（PT）

「理学療法士」は、厚生労働大臣の認可を受けた専門職で、主に病院やリハビリテーション施設、介護保健施設、介護老人福祉施設などで、病気や事故などで障害を負った方に対して、基本的な動作能力を最大限に回復する、発揮できるようにするなどの「医学的リハビリテーション」を行なう専門職です。治療体操その他の運動を行なわせ、電気刺激、マッサージ、温熱やその他の物理的手段を加えます。熱心な理学療法士は患者さんにも人気者です。約三万人の人が従事していると言われます。

作業療法士（OT）

「作業療法士」は、「リハビリテーション」などの現場で、理学療法士（PT）・言語療法士（ST）とともに活動しています。身体または精神に障害のある者に対して、主としてその応用的動作能力または社会的適応能力の回復を図るため、手芸、工作、掃除、調理など、主に上肢・手の訓練、その他の作業を行なわせます。PTより少なく、約一万五千人が従事していると言われます。

視能訓練士（ORT）

「視能訓練士」は一九七一年に制定された専門職で、「眼科」で医師の指示のもとに「視機能検査」（視力、視野、屈折、調節、色覚、光覚、眼圧、眼球運動など）を行なうとともに、斜視や弱視の訓練治療に携わっています。眼の不具合は失明の恐怖と隣り合わせの感覚があり、親切にされるととてもうれしいものです。

臨床工学技士

「臨床工学技士」は、医師の指示の下に、医用機器の操作、維持、管理、メインテナンスを行ないます。具体的には人工心臓、人工透析、補助循環管理、高圧酸素療法などの医療機器、呼吸器、除細動器などの操作・管理が主で、心臓移植など高度な治療には欠かせない職種で、今後さらに需要は増加すると思われます。厚生労働大臣の免許を受けた専門職。

言語療法士（ST）

「スピーチテラピスト」とも言います。さまざまな原因で言葉が不自由になった人たちに、適切な指導や訓練を行なう専門職です。脳疾患による失語症、構音障害、嚥下障害、難聴、吃音などを内容としています。「リハビリテーション医療」には欠かせない職種ですが、数が少なく困っています。

音楽療法士（ＭＴ）

音楽療法とは「音楽のもつ生理的、心理的、社会的働きを用いて、心身の障害回復、機能の維持改善、生活の質の向上、行動の変容などに向けて、音楽を意図的、計画的に使用するもの」で、音楽療法士はそれを実践する専門家です。

臨床心理士（ＣＰ）

現代には多くの「こころ」の問題があり、特に病院ではその問題がクローズアップされます。臨床心理士は、「心の専門家」「心理のプロフェッショナル」として心の問題を抱えた人に接しその問題を解決していきます。病院にも一人は必要ですが、なかなかそこまで手が回りません。「こころ」に直接メスを入れて行く仕事ですから、深い経験と力が必要です。

医療ソーシャルワーカー

「医療ソーシャルワーカー」は、主に病院において「疾病を有する患者等が、地域や家庭において自立した生活を送ることができるよう、社会福祉の立場から、患者や家族の抱える心理的・社会的な問題の解決・調整を援助し、社会復帰の促進を図る」専門職です。

主な業務は、①療養中の心理的・社会的問題の解決、調整援助、②退院援助、③社会復帰援助、④受診・受療援助、⑤経済的問題の解決・調整援助、⑥地域活動などです。病院と地域社会・自宅との結びつきを高めてくれるこの職種は患者さんにとって極めてありがたいもので、どの病院もその存在と重要性を認めている重要な専門職です。

このように多くの職種が医療を取り囲んで存在し、どれが欠けても良質な診療はできません。ただ、アウトソーシングになりやすい職種なので、身分が不安定です。

# 第九章　「よい医療」の実現のために

## 「よい医師」の条件

### 親切な態度、的確な治療、丁寧な話し方

患者さんにとって、からだの不調や治療が必要なときに親身になって相談に応じてくれ、治療に当たってくれる医師に出会うことは何よりの「良薬」に違いありません。しかし、実際に「よい医師を見つける」となると、考えている以上に難しいものです。な

ぜなら、「よい医師とは何か」というはっきりした定義がないからです。「よい医師」といっても、患者さんの感じ方や捉え方で評価は異なりますし、医師同士でも専門医か一般医かで評価が異なります。専門医として優れていることと一般医として優れているということとは往々にして一致しないからです。

そこで、ここでは患者さんが直接接する「臨床医」に絞って論じてみたいと思います。医師は大まかに、以下のように「一般医」「専門医」「研究医」に分けることができます。本来ならば、この三領域すべてに優れている医師がもっとも理想的と言えるのですが、そのような医師は希有です。

「一般医」……最初に患者と顔を合わせる医師。家庭医、開業医、かかりつけ医、プライマリ・ケア医、病院勤務医の大部分。
「専門医」……大学、専門施設勤務医の大部分。
「研究医」……直接臨床(患者)に接することの少ない基礎医学医。

まず、最初に患者さんと顔を合わせるのが「一般医」です。そこであなたが夜間に具合が悪くなり、救急で病院で診察を受けたときのことを想定してみてください。もしくは、これまで一度も行ったことのない病院を初めて受診したときのことを想像してみて

ください。私の個人的な感想で言えば、そのときの医師の応対が、
・接遇がよい。
・あなた（患者）の訴えをよく聞き、覚えている。（既往歴や病気の経過などをよく聞いて、覚えていてくれる）
・診断が上手で優しい。
・うまく治してくれる。
・親切である。
・話が分かりやすい。
・技術が優れているようだ。
・信頼できる。
・真面目である。

といった要因が満たされたとき、あなたはたぶん「よい医師」との印象を受けるでしょう。また、「ほかの医師の悪口を言わない」「前医の治療の批判をしない」「口コミで評判がよい」「貫禄がある」——といったことも「よい医師」の条件になるかも知れません。

反対に、「ダメな医師」と感じるのは、

・説明をしてくれない。
・よく診てくれない。
・威張る。
・怒る。
・頼りない。
・話を聞かない。
・無愛想である。
・不親切である。
・時間にルーズである。
・技量が劣る。

といった対応をされたときでしょう。

人間関係は、ほぼ「ファースト・インプレッション」（第一印象）で決まると言われます。医師と患者の関係も同じで、最初の出合いの「印象」で決まるといっていいでしょう。それは「親切な態度、的確な治療、丁寧な話し方」にあります。加えて「人間が好きな」医師がもっともよい医師と言うことができます。

## 一般医（家庭医、勤務医）の条件

「家庭医」「かかりつけ医」であれば、病歴から家庭のことまで知っているので、信頼できると言えます。開業医では付近の「評判」が一つの目安になります。

問題は、自分の手に負えなくなった場合、重症の場合、診断が困難な場合——こうした場合にすぐに専門の施設に紹介できるかどうか、またその判断力をもっているかどうかが評価の目安となります。現在は「病診連携」（病院と診療所の連携）や「病病連携」（病院と病院間の連携）が機能していますから、「紹介」の時期さえ間違わなければ大丈夫です。

また、病院に勤めている「勤務医」の場合で言えば、しっかりとした大学の出身で、付近の評判がよければ病院としてはまず大丈夫でしょう。あとは病院の職員の対応が「印象」の決め手となります。病院に行く場合、救急である場合を除いては、病院と担当する医師の情報をインターネットなどで最大限に調べ、活用することです。できれば医師の出身大学、専門などの情報を知ってから出かけるとよいでしょう。

## 「よい医師」の判断基準

（一）自分に合う医師。基本は人間関係。初対面の印象（親切な態度、的確な治療、丁寧な話し方）が決め手。
（二）親切な医師。
（三）威張らない医師。
（四）専門語を使わず分かりやすく話す医師。これは相当な技術が必要。
（五）外来が混んでいる医師。
（六）「人間が好きな」医師。

## 専門医の条件

一般医と専門医の「技術」と「人間性」については、概略、以下のような逆相関関係が考えられます。

| | 「技術」 | 「人間性」 |
|---|---|---|
| 一般医 | ○ | ○○ |
| 専門医 | ○○ | ○ |

もちろん、「技術」も「人間性」も兼ね備えている医師がもっとも優れた良い医師であることは衆目の一致するところです。医師は患者さんを選べませんが、患者さんは医師を選べるのですから、現実に即した眼で医師と接するのがよいでしょう。

医師は臨床研修医の時代から、ありふれた病気やケガなどに対する一般的な診断や対応はできるようにトレーニングされています。このような「プライマリ・ケア」と称される疾患への対応は、研修医終了時点では医師なら誰でもできるようになっているはずですし、これが新臨床研修医必修制度の目的です。

しかし、病気が「専門化」してくると、もはや一般医の手に負えなくなってきます。そこから先はそれぞれの専門医にゆだねることになります。「専門医」というのは自分の得意とする分野は非常に良く知って経験も持っていますから、そちらにゆだねるのが得策です。プライマリ・ケアはあくまで初期治療であるということを認識しなければいけません。

どの社会でも同じですが、専門家は自分の専門のところしか見ないものです。医療でも同じです。例えば、心臓の専門医は心臓以外の部分（腹部や頭部など）を診ることはまずありません。あまりにも専門・分化し過ぎているという批判もありますが、そうでなければ特殊な、専門的な病気は治療できないとも言えます。

それゆえ、専門医は人の意見は聞かないところがあります。技術はしっかりしているのですが、一家言あって自説をもち、それに固執する傾向が強く、物事に執着するあまり理解されにくいところがあります。患者さんにとっては気難しく、取っ付きにくいところがあるかも知れません。

しかし、診察に当たっては、お互いまっすぐ向き会うことです。頭から「この医者の言うことなど信用しない」という態度では、せっかくの専門的な知識も技術も生かせません。信頼関係を築き、専門医と一緒に病気に立ち向かうのが病気治療の最大の近道です。

興味深いことに、患者さんの話をいろいろ聞いて、それから聴診、打診、触診と移って診察が終わるころになると、最初はぞんざいであった患者さんの態度や話しぶりがだんだんと改まってきて、最後には敬語口調になることが多いのです。これは短時間の中でお互いの信頼関係が少しずつ構築されてくることによるのか、それとも触診などのボディ・ランゲージを通して病気に対する共通認識が形成されてくることによるのか分かりませんが、人間とはまことに興味のある存在ではあります。

## 専門外来の重要性

医療・医学の分野はとても広く、一人の医師でカバーできる範囲は限られています。一つの診療科——例えば「眼科」でいえば、内科医でも一般的な眼科知識を持って診察に当たっています。しかし「白内障」「緑内障」「網膜疾患」「免疫疾患」「腫瘍」といった特殊な疾患となると対応できません。そこで特化した専門知識と技術をもった専門家が必要となります。そういう患者さんを集めて診療しているのが「専門外来」です。

大学はある意味でこの専門家からなるデパートのようなものと言えるでしょう。眼科ほど細分化されてはいませんが、例えば「乳腺外来」「胃外来」「食道外来」「大腸外来」など臓器別になっている「専門外来」と、さらに疾患別、例えば「糖尿病外来」や「脳卒中外来」「アレルギー外来」などに至るまで幅広い診療科を設けて診療に当っています。

最近、「女性専門外来」を設ける病院が増えてきました。女性特有の疾患というと「乳腺」「卵巣」「子宮」といった特定の器官の病変を対象としますが、最近になってそれ以外の疾患――例えば、腹部の疾患で医師に腹部を見せるのが恥ずかしいなどの理由で女性の専門外来を希望する人が増えてきました。その背景には肌を見せるのが恥ずかしいとか、女性の気持ちを理解できるのは女性の医師といった理由が考えられます。一般に女性の医師は気持ちが柔らかでやさしいことから、女性の患者さんに安心感を与える大きな要因となっているように思います。

では、「女性専門外来」をどう見つけるか――。日本の医療の現場で働く女性医師は、総医師数の約二割ほどです。これでは「女性専門外来」をすべて女性医師が担当するにはとても数が足りません。一方で、女性医師が多い診療科もあります。産婦人科、眼科、小児科、内科、麻酔科、耳鼻科などがそうです。逆に外科、泌尿器科、整形外科などでは女性医師が少ないのが現状です。いずれにしても、「女性専門外来」にすべて女性医師を配置することは不可能です。

昔は、診療技術の基本として、「必ず全身を診よ、着衣はなるべく取らせよ、穴という穴はすべて見よ」ということを教えられました。そして視診、聴診、打診、触診がもっとも重要な基本であるとも教えられました。現在では画像診断や検査技術の進歩によって、これらの診療技術の基本を省略する若い医師が増えてきました。確かに画像診断や検査技術は素晴らしい勢いで進歩し、からだの表面からの診察（情報）の重要性は少し失せたかの感はありますが、しかし人は全体的な（トータルな）ものとしてみるべきで、無駄なようでもきちんとした一般的・基本的診察をしないと後でとんでもない間違いをすることがあります。

また、患者さんにまっすぐ向き合えること、いろいろな話を聞き出せること（「既往歴」と言う）も大切な診療の基本です。「私の顔を見ないでパソコンの方ばかり向いていた」「あの先生は痛いところを触ってもくれなかった」などと言われるようでは、信頼関係は築けません。

最近では「セクシャルハラスメント」の問題もあって、診察という業務上の必要性があっても女性の患者さんを診るときはまず、女性看護師を同席させ、必要最小限の着衣の脱衣をうながして病変部を診るようにしています。胸部検診では必要のないとき以外はブラジャーをつけた状態で診察を行ないますし、臀部や背部では側臥位で壁のほうへ向いてもらって診察を行なうことにしています。

「女性専門外来」という発想も悪くはありませんが、診察の一番の要点は、「的確な診断」と「適切な治療」にあります。それがクリアできてこそ、初めて「女性専門外来」

というべきです。

## 症例数が目安

「医学」、とくに「治療医学」は経験学ですから、経験の「深さ」が大きなウエイトを占めます。つまり、診たことのあるものは分かるが、診たことのないものは分からない。やったことのあるものはできるが、やったことのないものはできない――。これは簡単なようで非常に厳しいもので、とくに外科系の実技の学問ではこの規律が厳しい。いくら机上で勉強しても「実技」には遠く及ばないのです。

内科系でも同じで、例えば糖尿病の症例を数多く経験している医師は多彩な症状や合併症、治療法を知っています。その点では症例数の少ない医師は到底かないません。したがって、ガンや循環器などの専門病院で多数の症例を扱っている医師は、専門医としても優れていると見ていいでしょう。ただし、専門医として優れていても、医師として、人間として優れているかどうかは分かりません。そうでないことも十分あり得ます。

では、「症例数」を調べるのにはどうすればよいか――。病院の症例数、実績を調べるには、それぞれの病院で出している「年報」を参考にするとよいでしょう。年報を見れば扱った症例数が分かりますし、生存率、在院死亡率、合併症率などの実数も分かります。ただ病院としては内科なら内科、外科なら外科という総数としての統計が公表されているだけで、構成メンバーである各医師がどのくらいの症例に携わったかという統計は公表していません。それでも十分に参考になるでしょう。

## 医師の信頼度

### 「信頼できる医師」

では、どんな医師が信頼できるか——。

(一) よく話を聞いてくれる医師。
(二) 十分に説明してくれる医師。
(三) 真面目な、あるいは真面目そうな医師。
(四) 真っ正面から患者のほうを向いている医師。
(五) 打診、聴診、触診をしっかりやる医師。

（六）痛いところをきちんと触診してくれる医師。
（七）患者の多い医師。
（八）自分の分からないところをよく調べたり、ほかの医師を紹介してくれる医師。
（九）親身になってくれる医師。
（十）手先の器用な医師。

では、どれくらい信頼してよいか――。

「自分の家族を治療するように」対応してくれる医師――それが信頼度の高い医師ということができます。

「よい医師」を論ずるとき、必ず思い浮かべるのが、司馬遼太郎の『風塵抄』（一七三頁、中央公論社、一九九二）の次の一文です。

「よい医師ということで思い出すのが、アイルランドの初老の医師のことです。アイルランドは※ヒースとウイスキーしかない貧しい土地柄です。しかし、その地で診察を受けた初老の医師は素晴らしかった。親切そのものでした。日本ではおよそお目にかかったことはない医師でした。アイルランドは貧しいが、人に親切にする伝統は脈々と息づいているのを感じたのでした」

## 「用心すべき医師」

反対に「用心すべき医師」としては、「任せてください」などと「大言壮語」を言う医師は要注意です。大言壮語と本当に実力があるのとは全く違います。また「視線」を自信のなさそうに下ばかり向いているような医師も要注意です。ただし「シャイ」かどうかを見極めることも必要です。

「笑顔」が素敵な医師は患者さんの心を開かせます。しかし、笑っているように見えても本当は笑っていない医師は要注意です。信頼に値しないと思っていいでしょう。

「ほかの医師の悪口を言う」医師も要注意です。このような医師は信頼できません。裏で自分も悪口を言われていることが多いものです。

また、自分から「○○大学を出た」などと吹聴するような医師。「○○教授を知っている」と吹聴する医師。自分のことばかりしゃべって、患者の言うことを聞かない医師。

※「ヒース」…ツツジ科の低木エリカ属の数種とカルーナ（ハイデソウ）を含む呼称。地中海沿岸からスコットランド・北欧の山地に分布。いずれも荒地に群生する常緑低木で、春または秋、白・淡紅などの鐘形の小花を多くつける

約束や時間を守らない医師――これらの項目に当てはまる医師も要注意です。

経験から言うと、「手術のキズ跡」を見ればその医師の技術と人柄が分かります。

ささいなことなのですが、腹部の手術のキズ跡を見たとき、その医師がどのくらい考えているかが分かります。手術創が曲がっていたり、針と糸でガチャガチャと雑然と縫ってあったりすると悲しくなってきます。キズはキズの方向（キズと平行方向）に沿って収縮する傾向があります。それを理解しないで縫合すると、腹部のタテの切開創はタテに縮みますからお腹が伸びず、背中が曲がって老人のようになります。ちょっと注意すれば、キズをタテ方向に伸ばしてやれば、背筋もピンと伸びて快適な生活をすることができるのに、そこまで考えが至らない医師が多いのに驚きます。これでは「よい医師」とは言えないし、少なくとも注意力のない信頼に欠ける医師と思われても仕方がありません。

# 「よい病院」の判断基準

## 「よい病院」とは

リゾートホテルのような病院。素晴らしい景色と環境に囲まれた病院――。そのような病院が「よい病院」でしょうか。私は違うと思います。景色と環境は病院の機能の一部に過ぎません。患者さん側から見れば、「満足な治療」（結果）をしてもらえる病院が「よい病院」だろうと思うのです。

医療側から言えば、患者さんに満足してもらえる病院。病気に対して最高の治療ができ、患者さんに「ありがとう」と言ってもらえる病院――。それができるのが「よい医師」であり、そういう医師がいるのが「よい病院」だと思うのです。

つまり「よい医師」がいて、なおかつ病院の「業務」がしっかりとできていて、いざというときにキチンとした「対応」ができ、器械、器具、人員のいずれもが揃っている病院。急いでいるときにすぐ応対できる、処置も素早くできる機能的な病院――。これが私の理想とする「病院らしい病院」のイメージです。

「よい医師」と「よい病院」――。この二つがマッチしてこそ、よい医療環境と言えます。「よい病院」には「よい医師」が、「悪い病院」には「悪い医師」のいる確率のほうが高い。これは争えない事実です。

## 地元の評判が目安

健康な人は普段、住んでいる地域の医療機関や病院のことを気に留めることは少ないものです。「健康である」ということはそういうことです。しかし、いざ病気になったとき、最初に診てもらうのも地元の医療機関です。

このことから言えば、普段から緊急時にすぐに役立つ「地元で評判」のよい医師、病院を選んでおくこと。地元でしっかりとした医療を行なっている医師、病院を見つけておくことです。

ランキング病院、ランキング医師を必死になって探す前に、まず緊急時に確実に診てもらえる近在の評判のよい病院、医師を確保しておくべきです。近在ならば評判もよく分かりますし、「病診連携」から受診ルートも安定しています。

病院はアクセスも大切です。病気が発生してから、長い距離を長い時間をかけて搬送するのは考えものです。病気とか症状によりけりですが、地域の近くの病院ならば道筋も所要時間も計算できます。緊急用の近在の病院も確保しておいたほうが安心でしょう。

「よい医療」とはどんな医療でしょうか――。

これを定義することは大変難しいことですが、基本は「医療は患者があり、医療側がある」ということだと思います。私なりに言い換えると「医は意なり」ということになります。つまり、「患者の（意・心）を理解することこそ医療である」という意味です。「よい医療」には、この精神が必要と思っています。

# 医療情報

## 「病院ランキング」は信用できるか

得てして情報社会ではすべてのものに「ランキング」を付けたくなるようです。ホテルの星の数に始まり、レストラン、果てはラーメン屋まで、かくも人間はランキングをつけたがるものです。テレビの料理番組でも「星いくつ」といった趣向がなされています。

「ランキング」は何を基準にして決められるのでしょうか。ホテルとかレストランなら、自分で泊まり歩いたり、食べ歩いたりすれば、自己流のランキングはできます。しかし、こと「病院」となるとなかなか難しい。いろいろな病院に入院して体験してみるわけにはいきませんし、仮に病気になったとしてもあちこちの病院に行くことはありません。健康であればなおさらです。

さらにこれを難しくしているのが、個々の医師による「実力」の差です。例えば、ある病院に行ったとします。その病院の施設は非常によく整っているのですが、診察した医師が対応も実力もない。すると評価はおそらく「C」となるでしょう。しかし、別の人が同じ病院でよい医師に会うと、そのランクは「A」となるのです。

つまり、ランクをつける指標は、ホテルならサービスや快適さ、料理店なら料理の味と旨さ、がランク付けの基準になります。ところが、病院の場合は指標となる要因が多すぎて、ランクが付けにくいのです。

最近、「病院ランキング」の本や雑誌が大変よく売れているそうです。やはりマスコミの力は大きいと言わねばなりません。しかしその内容には疑問が残ります。というのは、記者が自分の足で病院を巡って得た情報だけが載っているのではなく、ほかの本や評判などを参考にして書いているものもあるからです。そのため、実情と合っていないことも多々見受けられます。例えば、内視鏡部で有名な医師がいると紹介されている病院で、すでにその医師は亡くなっているなどということがしばしばあります。

「病院ランキング」が信用できるかどうかは、その病院の「専門科」に優秀な医師がいるかどうかが判断基準になります。また、口コミのほうが信用できる場合もあります。「あの病院は歩いて行って車（霊柩車）で帰ってきた」などと陰口の多い病院は、いくら立派な施設を持っていても医療の面では劣ります。

救急事態に備えて、普段から近くの評判のよい病院を決めておくこと。また、病気を抱えて起こるさまざまな問題を専門の職員（「医療ソーシャルワーカー」など）が社会福祉の立場から相談に応じてくれる「相談コーナー」を活用すること――。これが上手な医療の活用法となります。

## 「医療機能評価機構」による認定制度

自分の病院を評価すると、どうしても身びいきになってしまいます。そこで考え出されたのが、第三者機関による「病院機能評価」です。現在、「財団法人日本医療機能評価機構」があり、一定以上の条件をクリアした病院を認定しています。

この「財団法人日本医療機能評価機構」は、政府の肝入りで作られたもので、大きな病院を定年で辞めた教授や事務長、看護部長、検査部長などが審査委員となり、公平を期すためその地区の委員は加わらないことになっています。

病院がこの「病院機能評価」の審査を受けるメリットは、「病院機能についての体系的な審査により、優れている点とともに改善すべき問題点が評点と評価所見により具体的に示されますので、病院の現状を客観的に把握することができます」ということになります。

この「病院機能評価」の審査を受けるのに、一回、二五〇～三〇〇万円ほどの費用がかかります。病院の内容について、極めて詳しいチェック項目を作り、二日がかりで、延べ一〇人程度の評価員がチェックします。二年ほど前までは、そのチェック項目は六つの大項目に分かれていましたが、平成十七（二〇〇五）年からはチェック項目が大幅に増えました。病院の理念、組織図、人員配置、医師、看護師、環境、接遇、医療廃棄物処理、救急体制などの項目が審査の対象となります。

この「医療機能評価機構」の認定がある病院であれば、一応合格点といえるでしょう。

しかし、この制度に問題がないわけではありません。認定を受けていない病院では「研修指定病院」にもなれないといった、さまざまな不利な面が顕在化していることも事実です。そのため、病院は競って「医療機能評価機構」の認定を受けようとしています。

私はこの制度が「病院の画一化」につながることを強く懸念しています。

## 「病院ランキング」「医師ランキング」にこだわるな

ここで強調しておきたいことは、病院ランキングに入っていないけれども、立派な病院、優秀な医師はたくさんいるということです。あなたの地域にもいるはずです。それを早く見つけることです。「病院ランキング」「医師ランキング」に拘泥されることなく、立派な診療を行なっているところを、自分で見つけ出しておくこと、それが大切です。

外国の患者さんは、自分の病状や治療について一つ一つ、しつこいほど聞いてきます。日本人は遠慮深いせいか、患者さんも家族も「先生にお任せしてあるから」「先生が忙しそうだから」と質問をあまりしません。しかし、ここでは「よい患者」にならなくてもいいのです。自分が疑問に思ったことや、こうして欲しいということは、どんどん医るのです。

師に言うべきです。そうすることがまた、「よい病院」「よい医師」を作ることにも通じ

## 「インターネット」の医療情報は信頼できるか

「インターネット」の医療情報は、専門の病院、専門の医師を探すときなどには便利です。また病気についての知識、診断、検査、治療などの情報も得られ、とても役に立ちます。なかでも病気についての知識は、大学病院などの専門医あるいは専門科がきちんと解説してくれていますので非常に有用です。

ただ、「インターネット」の医療情報で気をつけなければならないのは、全部の症状が横断的、網羅的に記載されていることです。その中から自分の病気の本当の姿を見つけるのは容易ではありません。なかには普遍的なことだけ、書かれていることもあります。そのため実際の自分の症状が当てはまらなかったりして、かえってもどかしさを覚えることさえあります。隔靴掻痒の感は否めません。

自分の症状がすべてそれに当てはまらなくてもいいのです。また、すべての症状が自分に起こるわけではないのです。そのことを念頭に入れて、医療情報を活用することで

す。

インターネットの情報や本の知識は有用ですが、それをもとに自己診断をせず、医師に診断してもらうことが何といっても大切です。

また、インターネットによる専門医や専門病院の紹介もよい目安となります。ただ、この場合注意しなければならないのは、病院や医師は入れ替わりが激しく、医師在籍の期間が短く、回転が早いこと。つまり移動がすぐに起こることを知っておくことです。「欠点」もあります。それはインターネット上で一度「よい医師」「よい病院」という評価がなされると、以後ずっとその評価が続き、その修正が効かないという問題があります。つまり、以前のデータがそのまま残っていくのです。これらの欠点はあるものの、インターネットの普及は医療情報の入手に有用であることは確かです。

# 入院

## 深刻な「ベッド不足」

入院の際の部屋は、本来「個室」（一人部屋）が基本です。入院患者にとって、病院は実生活から隔たった異環境であり、いくら整備したといっても自分の家にいるような環境は作れません。

人は誰でも、一人でいる時間が欲しいものです。周りに他人がいることを避けたいときがあります。とくに安静にしているとき、排泄のとき、入浴のとき、睡眠、洗顔のときもそうでしょう。こうした個人の時間を尊重するなら、病室も本来個室でなければなりません。

しかし現実には、どの病院でも入院を必要とする人たちであふれています。なかには六ケ月先でないと入院できないという病院すらあります。現状では、入院の必要な人たちすべてを収容することは不可能です。入院ベッドの数に限りがあるからです。それに入院患者さん一人一人を十分にお世話する人手が圧倒的に不足していることもあります。

特に、看護師の数が圧倒的に不足しています。二〇〇六年十一月の厚生労働省の報告によれば、現在、五万六〇〇〇人が不足しているといいます。二～三年前まで、看護師数は十分充足したと発表していたにもかかわらずです。看護師の数によって入院患者の数は制限されますから、看護師不足のところでは、入院ベッドを削って（閉鎖して）いる状況に追い込まれています。実際、一～二病棟を閉鎖している病院は数多くあります。

## 「平均在院日数」

現在、厚生労働省はこのベッド不足の現状に対して、「平均在院日数」をできるだけ少なくするよう指導しています。

「二週間で退院してほしい」――。これが「平均在院日数」という規定です。

これは一人の患者さんが平均何日間入院しているかを示す数字です。日本の病院は平均在院日数が諸外国と比べて長いと言われてきました。昭和五十九年では、一般病床で四十日でした。それが、平成十六年には二十・二日にまで短縮しました。

厚生労働省は、長い間入院していると医療費もかかるという考え方から「10：1」看護の場合は二十一日（「7：1」看護の場合は十九日）に設定し、これを超えると診療報酬を下げるという「ペナルティ」を設けたのです。「もっと入院していたい」という患者さんがいても、それをすると今度は病院そのものの収入が大幅に減額されるので、心ならずも退院していただくことになるのです。

医療機関としては、入院が規定の日数を超えると入院料が下がってしまいますので、できるだけ入院期間を短縮しようとします。要するに、ベッドをできるだけ早く「回転」させることで対処しようとしているのです。言わば「飴とムチ」の政策です。

## 「差額ベッド」

個室を基本とする病院設計も出てきていますが、その場合、当然ですが「個室料」(差額ベッド料)は入院料に上乗せしてあります。現在の基本は「四床室」(四人部屋)ですが、病院によってはまだ六人部屋、八人部屋まであります。

「四床室」に入ると部屋代は「保険」で賄われますが、「二人部屋」「個室」は「差額ベッド料金」が加算されます。

差額ベッド料金の最高額は、東京大学病院の最上階にある天皇陛下が入院された、一日三〇万円という部屋です。この部屋は、広いのもさることながら、インターネットなども完備されていて、隣りには閣議ができるほどの大きな会議室が併設されています。天皇陛下や総理大臣など重要な地位にある人が入院した場合でも困らないように、また非常事態にも対応でき、命令も下せるようにとの配慮がなされているようです。

日本の病院で「差額ベッド料金」を取っていない病院は数えるほどしかありません。「差額ベッド代」は、一日平均、一～二万円です。最高の個室でも、一日五万円くらいです。当然ですが、この「差額ベッド料金」には健康保険は適用されません。

## 「差額ベッド」の発明

これまで入院の必要な多数の患者さんに病院はどう対処してきたのでしょうか——。ここに「差額ベッド」の原点が見えてきます。

昔は圧倒的に病院数が少なかったこともあって、対策として取られたのが「収容人数」を増やすことでした。一つの部屋に大勢の患者さんを収容する。ちょうど野戦病院のようなものです。私が最初に配属されたころの東大分院には、一部屋に十二床の病室が各診療科に一つか二つありました。暗い裸電球の下に、十二人もの人が入院していました。私たちはそれを「大部屋」と呼んでいました。当時すでに「個室」もあり、「二人部屋」もありました。それを「個室ベッド」と呼んで、一般の入院患者よりも多い金額をいただいていたと思います。これが後に「差額ベッド」と呼ばれるようになったのです。

## 自己決定権

### 結果を受け容れる

「自己決定権」の定義から始めると難しくなりますので、ここでは「自分で決めること」としておきます。患者さん自身が、自分の病気について最終的に自分で決めるのは当たり前のことです。これはすべての事柄に通ずることで、何も病気に限ったことではありません。もし買い物で失敗したとしても、それがいかに高価なものであっても買い直せば問題は解決します。あるいは取り替えたり、我慢したりすればよいことです。

しかし、医療においては事情が全く異なります。「やり直し」がきかないのです。チャンスは一度しかないのです。ガンで切除した臓器はどんなことがあっても返ってはきません。元には戻らないのです。ここに「自己決定権」が強調されるゆえんがあります。

例えば、あなたが「ガン告知」を受けたとします。そのとき「絶対に手術したくない」と明確に医師に告げたとき、それはまさに「自己決定権」を行使したことになります。医師はあなたの意志を尊重し、「分かりました。手術以外の治療手段を使いましょう」というでしょう。そして「抗ガン剤」治療を始めるかも知れません。しかし、ガンが進行してくると症状が強くなってきます。耐え切れない痛み、食欲不振、浮腫、全身倦怠などに苦しむかも知れません。そのときあなたは、「もしかすると別の治療法のほうがよかったのではないか」と考えるかも知れません。それは人間として当然の迷いであり、苦悩です。しかしここで医療側に責任を転嫁することはできないのです。

自分で決定したことは、自分の責任として結果を受け容れる。それが「自己決定権」という権利であり、行使ということになります。

一般的な意味では、自己決定権は自分の生き方や生活についてを自由に決定する権利を言います。医療の面では「インフォームド・コンセント」「延命治療」「尊厳死」「安楽死」などが、自己決定権にかかわる深刻な問題となっています。

# セカンドオピニオン

## データは多いほどいい

「セカンドオピニオン」とは、診断や治療法、経過または予後などについて、ほかの上位の医師や専門の医師に意見を求めることを言います。病気になると、その病気について別の医師の見解も聞きたくなるものです。

では、患者さんはどんなことを聞きたいのでしょうか――。

それは、第一に自分の病気の「診断」についてでしょう。第二に、自分の現在の状態、治療法の選択、病気の経過、予後についてだと思います。

セカンドオピニオンを受ける際、患者さんは以下の書類を用意すると、医師も判断しやすくなります。

・年齢、性別。
・病状、簡単な経過のまとめ。
・血液検査所見のコピー。

・レントゲン写真、CT、MRIなど画像診断のコピー。
・病理診断結果のコピー。

こうしたデータは多いほど役立ちます。「検査所見」などは申し出れば、すぐコピーをくれるはずです。「最初に診てもらった先生に悪いから」などと気を遣うのは無用です。遠慮はいりません。自分の身体なのですから、申し出ると良いでしょう。後になって後悔するよりも、手を尽くしておいたほうがよいのです。

最初の診断とセカンドオピニオンとが食い違ってしまったときは、さらに第三の医師に意見を求める（サードオピニオン）のも選択肢の一つです。納得できないところは相談すべきです。その場合、セカンドオピニオンにせよ、サードオピニオンにせよ、必ず本人自らが相談に行くべきです。他人まかせではいけません。

# ガン医療最前線

## 「ガン生存率」の信頼度

最近、日本でもガンの「治療成績」の統計を公表するようになってきました。しかも、その成績は信用できるものです。以前はそれぞれのガン専門施設（大学病院、ガンセンターなどの病院）が別々に統計を出していたので、その成績の値もまちまちでした。というのは、それぞれの専門施設が、胃ガン、大腸ガン、食道ガン、肺ガン、肝臓ガン、膵臓ガン、子宮ガンなど、それぞれに統計を出しており、「一定の基準」に従っていなかったからです。また、症例数の多いところの統計に気を取られるあまり、自分のところの成績を公表できなかったこともありました。

つまり、症例数の多い施設では一〇〇〇例単位の統計であるのに対し、大学病院を含めた一般の施設では、多いところでも一〇〇例の単位です。そのため治療法について討論する場合、経験数の差でガンの専門施設の統計に気圧（けお）されてしまっていたということがあります。

「ガン」には、それぞれに「研究会」（胃癌研究会、大腸癌研究会、食道癌研究会、肝癌研究会、肺癌研究会、甲状腺癌研究会、子宮癌研究会、乳癌研究会など、後に学会に昇格したものもある）があります。そこが母体となって集積した各施設の「ガン登録委員会」の資料が集積されるにつれて、日本のガン生存率の正確さは信頼するに足るものとなりました。各研究会が集計用紙を配布して、その登録委員会が集積されたデータを分析していくようになったからです。

以前は、一施設のみの統計で偏りがあり、また登録も任意であったため、すべての症例が集積されていたわけではなかったのです。ようやく「足並み」がそろってきたと言えます。またその統括施設である「日本癌治療学会」が日本のガン統計をまとめるに至って、より正確なものとなってきました。

「ガンの生存率」とは、ガンの手術を受けた人が、「あと何年生きられるか」という確率を指します。例えば、「五年生存率」とは、

「ガンの手術を受けてから五年生存している人」÷「ガンの手術を受けた人の総数」

ということです。もっと単純にいえば、

「生きている人」÷「生きている人＋死んだ人」

とも言えます。

## 「ガン生存率」の落とし穴

しかし、「ガン生存率」には一つの大きな落とし穴があります。それは「ガンがどのくらいの進行度であったか」ということです。つまり、ガンの「進行度」が進んでいれば生存率は低く、進行度が進んでいない場合は生存率は高くなるわけです。

「日本の胃ガンは生存率が高い」

このことは従来から、外国の学者から指摘されていました。その根拠として、

(一)日本ではガンを早いうちに発見できる診断技術が優れている。

(二)手術が上手である、腕がよい。

(三)手術における手法――「郭清方法」が優れている。

と言われ、日本の学者はそのことを誇りに思ってきました。

日本では進行ガンでも早期ガンでも、一定度以上の「リンパ節郭清」をすべきだとする手術方針を取ってきました。いわゆる「画一的リンパ節郭清」です。

ガン本体のみではなく、「転移」とくに「リンパ節転移」の有無が予後に大きな影響を与えます。したがって、ガンだけを切除するのではなく、周囲のリンパ節を含めてなるべく多く切除することが求められてきたのです。どこまでそれを行なうかという点で、

徹底的に郭清するほうが予後がよいと信じられてきたわけです。

しかし、日本の胃ガンは「早期胃ガン」が多く、ガンの進行度が進んでいないものが五〇％を占めているため生存率が高かったのです。これでは同じ土俵での議論は難しく、国際比較はできないというわけです。

現在ではこの点をはっきりさせるため、「前向きな研究」（「プロスペクティヴ」な研究）が取り入れられています。そうでないとデータの意味はなさないというわけです。この主張は主に欧米の統計学者から指摘されたもので、要約すると「母数を整える」、つまり症例の背景を一致させるために、
（一）一〇〇〇例以上の数を集める。
（二）ある時点から将来を見て症例を無差別に割り当てる（「ランダマイズ」）。
ということになったのです。例えば、「A」という手術の効果を見たかったら、Aの手術を「行なった群」とAの手術を「行なわなかった群」に分けて、将来の「生存率」を見る。そしてこの「分け方」を正確にするために時期を全く同じにして背景の因子を揃え、比較する——。それがもっとも正確なデータであるとされたのです。また、「A」の手術と「B」の手術とを比較するときにも、この方法を採用することになりました。

それまでの統計の手法は、「A」の手術の効果を見たいときは、これまでのAの手術の「成績」、つまり過去から現在までの成績と、さらに「B」の手術の現在までの成績と比較して優劣を比べていました。これを「後ろ向きな研究」(「レトロスペクティヴ」な研究)と言います。

「プロスペクティヴ」な研究では、比較するときの「条件」(対象、時期)を同じくして、しかも偏りなく両者に割り当てるのです。これを「封筒法」といいます。「封筒法」とは、人為的な因子が入らないように「術式」を決定するときに封筒の中から「無作為」に選び、無作為に割り当てる方法です。

このように「五年生存率」を見るのであれば、そこから「五年後に判定」しなければならないように変わりました。

## 「乳ガン」治療に革命

その結果、ガン治療において大きな変化が起こりました。それは「乳ガン」の治療法において起こりました。「ガン」は人の命を奪う致命的な病気であり、過去においても現在においてももっとも恐れられている病気の一つです。これまで、乳ガンを完治するためには、女性の命ともいえる「乳腺」をすべて切除しなければならないとされていました。

ところが、こうした治療の研究によって、「乳腺」は必要最小限の範囲を切除し、あるいは「乳頭」を温存し、あとは放射線治療や抗ガン剤を使った化学療法にゆだねても死亡率に「差がない」という結果が出たのです。

それ以来、すべてのガン治療において、この「プロスペクティヴ」な研究（前向きな研究）の手法が適用されるようになりました。

## 苦痛を和らげる「緩和ケア」

ガンが進行して「末期ガン」になると、病巣付近の神経を圧迫して持続的な激しい痛みを起こします。医学的には「ガン性疼痛」と言いますが耐えがたい痛みです。この「痛み」を取り去り、さらにガンによる「精神的苦痛」に対応していくのが「緩和ケア」です。「緩和ケア」には広い意味があり、その対処法もさまざまですが、痛みを取ることはとても大切なことです。

「WHO」（世界保健機関）はガン性疼痛に対して、「有効な治療法が存在するのに実施

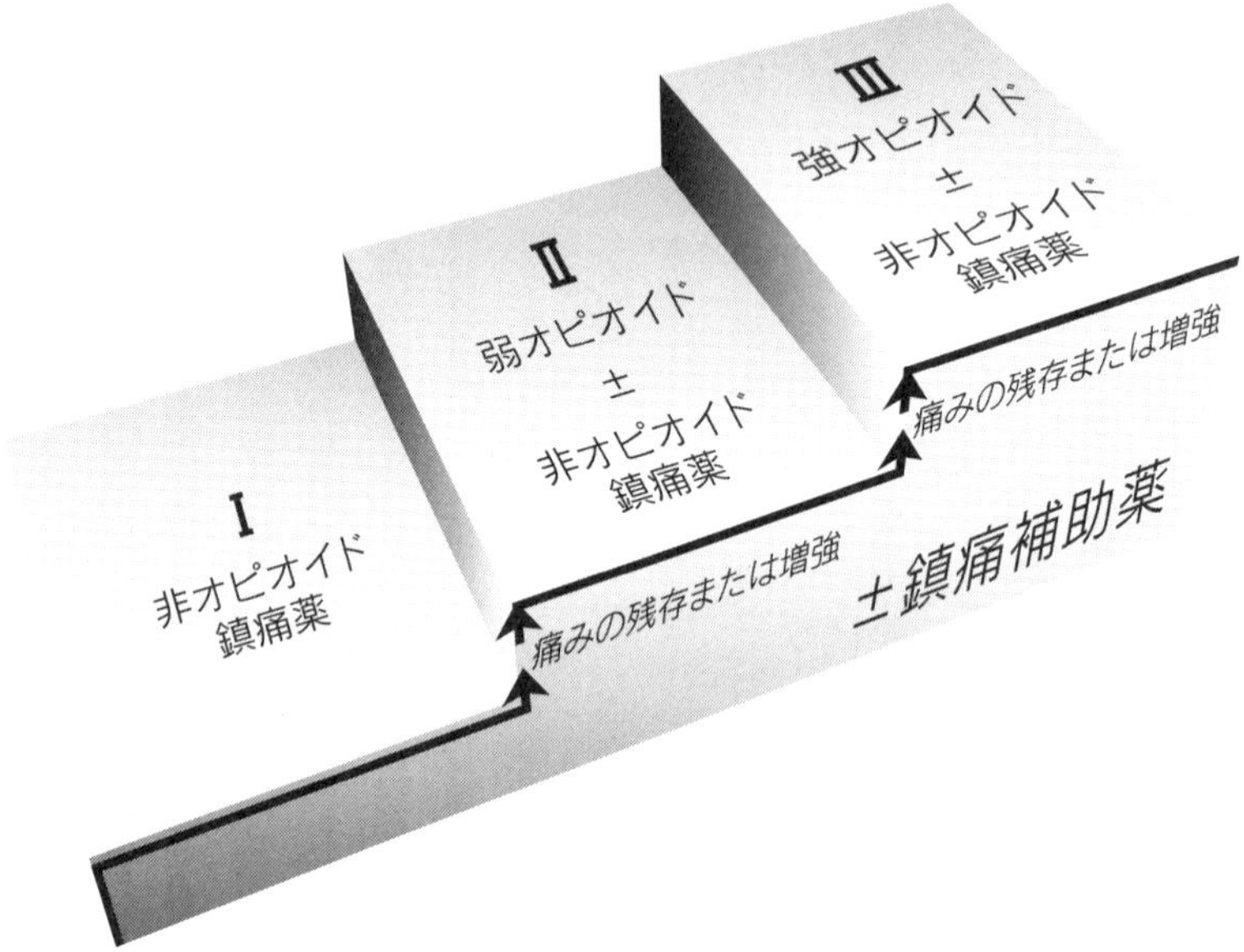


WHO 三段階除痛ラダー

しない医師は倫理的に許し難い。ガン患者には痛みの治療のための十分量の鎮痛薬を要求する権利があり、医師にはそれを投与する義務がある」と述べています。

このガン性疼痛に「鎮痛剤」の「オピオイド」(オピウム《アヘン》類似物)を中心とした「麻薬」で対処します。それがもっとも効果的だからです。

「WHO」が示す基本的および補助的薬物は次のようなものです。

「末期ガンの疼痛治療」――基本的および補助的薬剤

(一)非オピオイド鎮痛薬―「アスピリン」。

(二)弱オピオイド―「リン酸コデイン」。

(三)強オピオイド(モルヒネ)―「MSコンチン」。

(四)鎮痛補助剤―抗痙攣薬、局所麻酔薬、向精神薬、抗不安薬、筋弛緩薬、抗うつ薬、副腎皮質ホルモン。

(五)非薬物療法―神経ブロック、脳神経外科的治療、放射線理学療法、心理療法。

「WHO」では、標準とする「ガン疼痛治療法」を定めており、これは鎮痛薬の段階的な使用法を示した「三段階除痛ラダー」(図参照)と痛みの強さによる鎮痛薬の選択、そして治療にあたって守るべき「五原則」から成り立っています。

**「ガン疼痛治療法」の五原則**

（一）患者にとって簡単で維持・管理がしやすい投与経路を優先的に選択。漫然と坐薬を使用したり、嘔吐の可能性が高い患者に経口投与を選択しない。

（二）薬剤の作用時間が途切れないように投与間隔を決める。特にオピオイドでは毎食後という指示はすべきでない。均等な時間間隔で指示することが重要。

（三）患者にとって鎮痛が不十分な場合には、三段階のラダーにしたがって段階的に治療薬のレベルを上げていく。オピオイドを避けて第一段階を引き延ばさない。

（四）オピオイドによる鎮痛では、患者ごとに必要量が大きく異なる。痛いまま何日待っても効果は変わってくれない。

（五）副作用が新たな苦痛とならないよう注意し予防に努める。治療への不安や疑問、病状の変化による投与経路の変更の必要性などに常に配慮する。

（『がん疼痛治療のレシピ』的場元弘、春秋社、二〇〇四）

「五原則」にもあるように、医師は症状に応じた使用法を指導し、漫然と使用しないように説明しなければなりません。ガン性疼痛の場合の使用については、副作用を恐れて投与量が不十分にならないよう留意する必要があります。

# おわりに

アメリカ・ボストン留学中の清水伸幸先生（東大消化管外科）が、二〇〇七年の東大第三外科同窓会誌にこんなことを書いていました。

「米国に来て初期診断医の医療水準の低さにはあきれてしまいました。日本の医学生レベルでしょうか？ 初期診断医にかかりたいときは電話で予約すると平気で二週間先の日時を言ってきます。そんな先では病気も治ってしまうか、悪化して救急車だと思うのですが。結果として風邪程度ですとドラッグストアで薬を買ってきて自分で対応することになります。」

初期診断医とはＰＣＰといい、米国ではいかなる疾患でも最初にＰＣＰを受診して専門医を紹介してもらわなければいけないという医療システムになっています。

「医療保険に関しては保険料が高くて保険に入れないために十分な治療を受けられない患者さんは数知れません。こちらでは救急車も有料なので、……（中略）……日本の国民皆保険制度というのは本当に素晴らしいことと改めて認識させられました」と結んでいました。

一方、千葉県佐倉市で内科を開業している吉田繁夫先生からは、「この二年半、地方の医療破壊は止まる様子がありません。毎月のように病院の診療科の縮小・廃止のファックスが送られてきます。昨年は一時期内科医のいなくなった地元の病院の外来を私たち開業医が手伝ったりしました」という年賀状をいただきました。

すでに報道されているように、廃院となる病院、開院していても医療者の不足によって一部病棟や診療科を閉鎖している病院など引きもきりません。私はこれを「松食い虫(立ち枯れ現象)」といっているのですが、全国いたるところの病院が悲鳴を上げています。病院が悲鳴をあげるということは、とりもなおさず患者さんに多大なしわ寄せがいっているということです。

「松食い虫現象」には特徴があって、まず一人医師が辞めます。というのは、出身大学の方針での引き上げによることが多いのです。大学でも医師が不足して、自分のところの診療にも事欠く状態なので止むを得ないと言います。すると、「アリの一穴」と同じで、次々と辞める人が続出して、ついには本体の病院が成り立たないようにすらなってしまうのです。もう一つは、この現象は伝染性があり、徐々に病院を内部から崩壊させるということです。

この二つの際立った狭間はどうして出来たのでしょうか？　またどう埋めていくのでしょうか？

昭和五十八（一九八三）年、厚生省の吉村局長は「医療費亡国論」を唱えました。ここから後の政府の政策は、すべてこの流れに沿って行なわれてきたように思います。この流れを転換するためには、「無医療亡国論」（医療ナケレバ国亡ブ）といった発想に大転換して、もし悪い施策があるならば、できるだけ早期に廃止するなど、必要と思われることを一つずつ変えていくしかないと思います。日本の悪い癖として、「たとえ悪い法律と思っても誰にも止められず誰も止めず、結局最後に破綻してからまた考える」では遅すぎます。

医師になって四十四年、いろいろな経験をして来ました。個人的な体験ではありますが、「この国の医療のかたち」を通覧することを願って本書を書きました。私的な解釈や智恵の及ばないところも多々ありますが、執筆には一〇年の歳月を要しました。日本の医療体制が良いほうに向っていくように、病者が困らないようにするために、役立ててもらえれば幸甚です。

謝辞

数え切れないほどの多くの人にお世話になりました。その中でも特に力を与えてくださった方々のお名前だけ挙げます。ありがとうございました。

荒木駿二、鵜川四郎、赤羽久昌、稲垣忠雄（故）、尾形悦郎、秋山孝子、大原純子、太田邦夫（故）、青野義一（故）、赤澤章嘉（故）、黒坂判造、城所　仂、近藤芳夫、近藤美知子、片柳照雄（故）、喜納　勇（故）、神保勝一、珠久幸子、相馬　智（故）、瀬戸律治（故）、鈴木良子、菅野晴夫、藤間弘行（故）、都丸直美、田島基男、中村フサ子、永田義昭、長与健夫、古屋清一、別府　勇、森岡幹登、山口孝治、東京大学医学部附属病院分院、国家公務員共済組合横須賀共済病院、老年病研究所附属病院、都留市立病院のみなさん。

また、出版にあたっては、「人間と歴史社」の佐々木久夫社長、片野勧氏に非常にお世話になりました。南山堂の秋山孝子編集長には心から感謝いたします。この方たちと神保先生がおられなかったら、この本は日の目を見ませんでした。

平成十九年一月二十八日

大原　毅

## 参考文献


『白い巨塔』　山崎豊子　新潮社　一九六五
『病者・花』　細川宏遺稿詩集　現代社　一九七七
『医師の心』　沖中重雄　東京大学出版会　一九七八
『光る壁画』　吉村　昭　新潮社　一九八一
『赤ひげ診療譚』　山本周五郎　新潮社　一九八九
『外科医』　リチャード・カリール　平凡社　一九八九
『風塵抄』　司馬遼太郎　中央公論社　一九九一
『法律学の正体』　副島隆彦、山口宏　ＪＩＣＣ出版局　一九九一
『医療の倫理』　星野一正　岩波新書　一九九一
『挨拶』　竹西寛子　福武書店　一九九二
『仁科芳雄―日本の原子科学の曙―』　玉木英彦、江沢洋　みすず書房　一九九一
『人前で話す基本―パブリックスピーキング入門』　杉沢陽太郎　ＮＨＫ日本語センターシリーズ　祥伝社　一九九二
『癌にかかった医者の選択―残りのいのちは自分できめる―』　竹中文良　法研　一九九二

『安楽死の方法』 デレック・ハンフリー 徳間書店 一九九二
『癌細胞はこう語った―私伝 吉田富三―』 吉田直哉 文芸春秋 一九九二
『生と死への眼差し』 村上陽一郎 青土社 一九九三
『病院が消える―苦悩する医者の告白―』 高岡善人 講談社 一九九三
『医の道を求めて―ウイリアム・オスラー博士の生涯に学ぶ―』 日野原重明 医学書院 一九九三
『ヘルムート・コール（上下）―伝記と証言―』 ヴェルナー・フィルマー、ヘルベルト・シュヴァン ダイヤモンド社 一九九三
『荒涼館に招かれた男』 河野修一郎 河出書房新社 一九九四
『医療とバイオエシックスの展開』 高島学司編 法律文化社 一九九四
『心筋梗塞の前後』 水上 勉 文芸春秋 一九九四
『「世界一」の医療費抑制政策を見直す時期』 二木 立 勁草書房 一九九四
『虚妄の正義』 萩原朔太郎 講談社文芸文庫 一九九四
『この国のかたち四』 司馬遼太郎 文芸春秋 一九九四
『医学は何ができるか』 ルイス・トマス 晶文社 一九九五
『「訴訟亡国」アメリカ』 高山正之、立川珠里亜 文芸春秋 一九九五

『家族と医療―その法学的考察―』 唄　孝一、石川稔編著　弘文堂　一九九五
『人間臨終図巻Ⅱ』 山田風太郎　徳間書店　一九九六
『ビフテキと茶碗蒸し―体験的日米文化比較論―』 松山幸雄　暮しの手帖社　一九九六
『東京大学医学部附属病院分院創立百周年記念誌』 東京大学医学部附属病院分院創立百周年記念事業実行委員会　一九九六
『往生際の達人』 桑原稲敏　新潮社　一九九八
『老人介護問題発言―黙ってはいられない―』三好春樹　雲母書房　一九九八
『生と死の倫理―伝統的倫理の崩壊―』 ピーター・シンガー　昭和堂　一九九八
『メディカル朝日』 川村治子　一九九八
『メディカル朝日』「私説日本医療史」 鈴木　厚　一九九八
『インフォームド・コンセント　ガイダンス　がん診療編』 森岡恭彦編著　先端医学社　一九九九
『日本経済の礎を創った男たちの言葉―二一世紀に活かす企業の理念・戦略・戦術―』 森友幸照　すばる舎　一九九九
『日本医事新報』 佐々木博道　二〇〇〇
『社会的共通資本』 宇沢弘文　岩波新書　二〇〇〇

『「社会調査」のウソ―リサーチ・リテラシーのすすめ―』 谷岡一郎 文春新書 二〇〇〇
『東京大学医学部附属病院分院のあゆみ』 東京大学医学部附属病院分院閉院記念事業実行委員会 二〇〇一
『だから医者は病気を治せない』 内藤政人 丸善プラネット 二〇〇二
『犬と鬼―知られざる日本の肖像―』 アレックス・カー 講談社 二〇〇二
『悪魔の味方―米国医療の現場から―』 岩田健太郎 克誠堂出版 二〇〇三
『誰も書かなかった日本医師会』 水野 肇 草思社 二〇〇三
『患者になった医師からのメッセージ』 日野原重明 自由国民社 二〇〇三
『医学の歴史』 梶田 昭 講談社学術文庫 講談社 二〇〇三
『東京大学医学部紛争私観』 山本俊一 本の泉社 二〇〇三
『専門医に学ぶ乳癌治療のインフォームドコンセント』 佐野宗明、高塚雄一編 金原出版 二〇〇四
『市場原理が医療を亡ぼす―アメリカの失敗―』 李 啓充 医学書院 二〇〇四
『がん疼痛のレシピ』 的場元弘 春秋社 二〇〇四
『眉山』 さだ まさし 幻冬舎 二〇〇四
『内側から見た富士通―「成果主義」の崩壊―』 城 繁幸 光文社カッパバックス

二〇〇四
『生命操作は人を幸せにするのか—蝕まれる人間の未来—』　レオン・R・カス　日本教文社　二〇〇五
『日本人を〈半分〉降りる』　中島義道　ちくま文庫　筑摩書房　二〇〇五
『日本の医療を崩壊させないために』　出月康夫　インターメディカ　二〇〇五
『目は快適でなくてはいけない』　若倉雅登　人間と歴史社　二〇〇五
『国民は医療になにを求めているか—患者満足と医療サービスを考える—』　荒川泰行編　メディカルレビュー社　二〇〇五
『国家の品格』　藤原正彦　新潮社　二〇〇五
『癌の臨床』「外科病理の創始者　太田邦夫先生記念会」　篠原出版新社　二〇〇六
『横須賀共済病院百年史』　二〇〇六
『第三十六回日本看護学会論文集—地域看護—』　在宅での看取りを選択した家族の心の揺らぎに対応した看護支援のあり方—ターミナル期にある患児の訪問看護の振り返りを通して—　都丸直美　二〇〇六

◆著者略歴

**大原　毅**（おおはら　たけし）

1962年、東京大学医学部医学科卒業、1968年、東京大学大学院医学系研究科修了。医学博士。

1985−1997年、東京大学医学部外科学第３講座教授、1993−1996年、東京大学医学部附属病院分院長。その後国家公務員共済組合横須賀共済病院長、老年病研究所附属病院名誉院長を経て、現在郷里の都留市立病院名誉院長として診療を続けている。専門は消化器一般外科で消化器癌の組織発生の権威。

日本消化器癌発生学会を創立し、初代会長と第１回国際消化器発癌会議の会長も務めた。その他日本消化器外科学会、日本消化器内視鏡学会、日本外科代謝栄養学会会長を歴任。

日本外科学会特別会員、日本消化器外科学会名誉会員、日本消化器病学会功労会員、日本癌治療学会功労会員。

主な著書
「NIM消化器病学」（医学書院）
「この症状をどう診る」（中外医学社）
「この疾患をどう治す」（中外医学社）
「消化管の生検診断」（中外医学社）
「電子内視鏡マニュアル」（南山堂）
「ベッドサイド管理のてびき」（医歯薬出版）など

# この国の医療のかたち

発行日　初版第一刷　2007年４月20日

著者　大原　毅

発行者　佐々木久夫

装丁・デザイン　妹尾浩也

印刷　株式会社 シナノ

発行所　株式会社 人間と歴史社

〒101-0062　東京都千代田区神田駿河台3-7
電話　03-5282-7181（代表）／FAX　03-5282-7180
http://www.ningen-rekishi.co.jp


ISBN　978-4-89007-165-4　C0030